AF329056

(les planches manquent)

RECHERCHES

SUR LE TRAITEMENT MÉDICAL

DES

TUMEURS CANCÉREUSES

DU SEIN;

OUVRAGE PRATIQUE

Basé sur *trois cents* observations

(Extraites d'un grand nombre d'auteurs)

AVEC DES PLANCHES ET UNE STATISTIQUE SUR LA FRÉQUENCE DE CES MALADIES.

Par S. TANCHOU, D. M. P.

Chevalier de la Légion-d'Honneur, Membre de la société de médecine
de Paris, Vice-président de la société de médecine pratique, membre
de la société médicale d'émulation, correspondant de l'Académie des
sciences de Rouen, de la société des sciences et arts de Lille, de la
société de médecine de la Moselle, de Tours, de l'Académie des
sciences, arts et belles lettres de Dijon, de la société de médecine
de Bordeaux, Douai, Marseille, Bruxelles, etc.

> Le succès des meilleurs remèdes dépend
> toujours des circonstances où on les
> donne, l'habileté du médecin consiste
> à savoir les saisir.
>
> Astruc, *Lettre sur les remèdes secrets.*

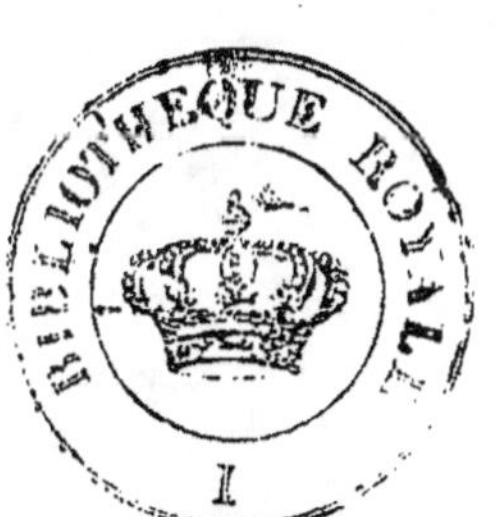

PARIS

GERMER BAILLIÈRE, LIBRAIRE-ÉDITEUR,

Rue de l'Ecole-de-Médecine, 17.

1844.

Paris.— Imprimerie Lange Lévy et compagnie, rue du Croissant, 16.

INTRODUCTION.

Le Cancer est une maladie fort anciennement connue; *Hippocrate* le considérait déjà comme incurable, et depuis, la plupart
des hommes de l'art ont partagé cette opinion; cependant à toutes les époques, il s'est
trouvé des médecins qui ont tenté de le
guérir; Hérodote rapporte qu'*Atossa*, fille de
Cyrus et femme de Cambyse (521 ans avant
Jésus-Christ), fut guérie sans opération
d'un cancer au sein par *Démocède*, médecin de Crotone, et l'histoire offre bien d'autres exemples de guérison semblable de
cette affreuse maladie. Cependant les médecins de nos jours sont peu favorables à
cette manière de voir; ils opèrent en quel-

que sorte indistinctement et sans avoir essayé aucun traitement préalable toutes les
malades qui réclament leurs soins, et celles
qui refusent l'opération sont vouées par
eux à une mort certaine, qu'ils ne cher-
chent même pas à conjurer. C'est là une
conduite qui nous paraît aussi contraire
aux lois de l'humanité et de la raison qu'aux
progrès de la science; en effet, d'une part,
la nature du Cancer nous est complétement inconnue, et souvent, il est très difficile d'en affirmer l'existence ; de l'autre,
n'est-il pas cruel de mettre les malades dans
l'alternative ou de subir une opération presque toujours inutile, ou de s'abandonner
sans lutte aux coups assurés d'une mort iné-
vitable et précédée de cruelles angoisses.
Au point de vue de la science, cette manière
d'agir a l'inconvénient de décourager l'esprit du praticien qui cesse de chercher
dans la Matière médicale des ressources
pour soulager le malade ou prolonger son
existence, et de le faire persévérer ainsi

dans une voie déplorable, qui n'a pas même l'avantage de ralentir la marche incessante de la maladie; car on sait que l'opération ne fait qu'en précipiter la terminaison funeste.

A des motifs déjà si péremptoires, nous ajouterons que c'est par suite de cette indifférence des médecins, que les malades ont recours à des charlatans qui les abusent souvent en s'abusant eux-mêmes, et laissent ainsi devenir toujours plus grave, parfois mortel, un mal qui, sans doute, se fût amélioré entre les mains d'un médecin habile et expérimenté; il est donc urgent que les médecins s'occupent sérieusement du Cancer, parce que cette maladie *augmente d'année en année*, comme on peut le voir dans notre statistique, à la fin de ce volume; parce que définitivement on sait à quoi s'en tenir sur les avantages *illusoires* de l'opération; parce que d'après les progrès incontestables qu'ont fait les sciences médicales sur tous les autres points, on peut aussi en espérer sur celui-ci.

Dans cette pensée et pour faire revenir les médecins de leurs préventions sur le Cancer en général, nous avons cru qu'il convenait d'attirer leur attention sur celui du sein, attendu que c'est chez les femmes et sur ces organes qu'il est le plus fréquent, attendu aussi que c'est dans cette région qu'il est plus facile à reconnaître et à traiter; enfin, nous avons voulu démontrer:

1° Que le Cancer n'est pas absolument inguérissable;

2° Qu'on opère très souvent *comme cancers* des tumeurs qui n'en sont pas et qui ne le deviendront jamais;

3° Que dans l'état actuel de nos connaissances, lors même qu'on ne guérit pas les malades, on a la *certitude* d'améliorer leur position;

4° Que si parfois l'opération devient nécessaire, il y a toujours avantage à la pratiquer *tardivement* plutôt qu'au début, comme on le fait chaque jour.

Notre intention est de faire bien comprendre : *que couper une partie malade n'est pas la guérir;* que les opérations en général attestent *l'impuissance de l'art;* en un mot que l'œuvre de la main est l'auxiliaire de celle de l'intelligence, c'est-à-dire que la *chirurgie* doit venir en aide à l'insuffisance de la *médecine* dans la maladie qui nous occupe, et dans aucun cas ne doit lui être préférée.

Si nous nous demandons maintenant pourquoi les hommes de l'art les plus éminens de notre époque, se montrent si éloignés de toute médication dans cette maladie et si disposés à opérer *quand même,* nous craignons d'en trouver une première cause dans leur pratique toute chirurgicale qui exerce, sans doute à leur insu, une grande influence sur leur détermination ; dans leur persuasion qu'il n'y a rien de mieux à faire et dans l'insuccès d'un traitement parfois commencé par eux, mais toujours mal suivi, mal ordonné, et qui n'a souvent duré que quelques jours ou quelques semaines alors qu'il s'agit pourtant, de modifier toute l'économie, de changer toute la constitution, quand il faut recomposer toute la masse du sang, des humeurs, enfin toute la manière d'être des malades et des tissus qui sont affectés.

Si nous jetons un coup d'œil en arrière en nous demandant pourquoi nos devanciers guérissaient, quelquefois du moins, nous voyons que moins préoccupés que nous de choses diverses, ils observaient mieux l'action des médicamens ; ils avaient confiance dans leur manière d'agir, et se dirigeaient imperturbablement vers la guérison par tous les moyens en leur pouvoir, et qui leur permettaient quelquefois de l'atteindre ; nous sommes fâché de le dire, mais nous ne saurions nous dispenser de le faire remarquer ici : sous ce dernier rapport, l'anatomie pathologique, ce sublime et magnifique flambleau qui a porté la lumière sur tous les points obscurs de la science, a fait beaucoup de mal par l'importance exagérée que les médecins de notre époque lui accordent. Non seulement elle a *tué* la thérapeutique dans un grand nombre de maladies, mais en préoccupant l'esprit des désordres qui peuvent exister, elle ne laisse plus au médecin assez de force ou de volonté pour rechercher les moyens de les guérir, ou bien il reste découragé devant l'impuissance de la Matière médicale, qu'il ne sait ni comprendre ni interroger ; et pourtant la médecine a commencé par cette partie de la science, c'est-à-dire par guérir, par traiter les maladies avant de s'appesantir sur leurs causes, leur marche et leurs effets morbides : pourquoi n'en ferait-on pas de même quand il s'agit, comme dans le Cancer, d'une maladie encore inconnue : *guérir d'abord, dogmatiser ensuite.*

C'est avec peine que nous insistons sur ce point, mais nous voyons chaque jour les plus heureuses dispositions s'épuiser inutilement dans cette direction. Nous avons vu de jeunes et savans médecins, au récit d'un cas de guérison, *regretter qu'il y man-*

quât *l'autopsie cadavérique.* Nous savons que l'esprit est ainsi fait, qu'il va toujours trop loin, même dans les meilleures choses; toutefois nous cesserons de nous en plaindre, si nous parvenons à diriger vers le *traitement* du Cancer, l'entraînement que l'on montre de nos jours pour l'anatomie pathologique et la pratique d'une opération si souvent inutile.

Une cause qui éloigne encore notre savante et laborieuse époque de la recherche des moyens de guérir le Cancer, comme de la thérapeutique en général, c'est le désir irréfléchi de connaître la nature et l'essence des choses, ce sont les analyses chimiques vicieusement appliquées, les merveilleuses démonstrations du microscope portées trop loin, comme si le pauvre esprit humain pouvait saisir le principe de quelque chose, comme si après beaucoup d'efforts, il n'arrivait pas toujours à ce *quid notum,* si fameux et si vrai; comme si la *Microscopie et la Chimie* d'ailleurs, ne créaient pas

un monde vague et nouveau, comme si les tissus les plus déliés ne fonctionnaient pas tous
sous l'influence de la vie qu'on ne peut analyser ni comprendre. Répétons-le donc encore ici, car nous ne saurions trop le dire :
la médecine est une science d'observation
et d'application avec nos *moyens usuels :* la
physique, la chimie, le microscope lui-même, ne lui sont que des connaissances accessoires, mais seulement *accessoires,* et
qui n'en doivent pas prendre la place. L'a-
natomie pathologique elle-même ne doit in-
tervenir que pour constater ou pour éclairer
l'avenir, mais non pour *anatomiser,* devenir
le but principal, détourner l'attention, pa-
ralyser les efforts du thérapeutiste, et jeter
l'esprit dans un océan sans bords, en face
d'un horison qui fuit toujours, dans des recherches sans limites où la plus vaste intelligence ne suffit pas pour trouver, si ce
n'est Dieu, *un point de ralliement.*

Une autre circonstance a beaucoup nui
à la recherche des agens thérapeutiques

contre le Cancer ; c'est le nom de cette maladie ; une fois qu'il est prononcé , il est synonime d'incurable, et il n'y a plus rien à faire; et quand l'élève a entendu tomber ces paroles désolantes de toutes les chaires, se répéter dans toutes les cliniques, devenu médecin il n'ose penser autrement ; bien plus, il regarde d'un mauvais œil celui qui s'apprête à dire le contraire. Si au lieu de l'*anatomie* et *du bistouri*, les hommes de l'enseignement eussent encouragé les efforts thérapeutiques, en eussent fait eux-mêmes, il n'y a pas de doute que le traitement des maladies cancéreuses serait plus avancé; il n'y a pas de sujet, si obscur qu'il soit, qui ne s'éclaire sous un foyer de lumière intense et persévérante. Et la question du Cancer est assez importante pour que, si on parvient à la mettre à l'ordre du jour, l'humanité et la science s'en montrent reconnaissantes.

Ces idées communes étaient aussi les nôtres, quand nous avons été obligé de nous occuper sérieusement des maladies des femmes, et par conséquent du Cancer (1), dans une institution qui leur est consacrée. Après avoir prouvé par des inoculations répétées que cette maladie n'est pas contagieuse (2), nous avons fait des recherches sur les moyens de la traiter ; c'est alors que nous avons trouvé dans les auteurs, un grand nombre de cas de guérison du Cancer sans le secours de l'instrument tranchant, ni d'aucun caustique destructeur. Nous avons pensé qu'il serait utile de les exhumer, de réunir les plus intéressantes, et de les soumettre à l'appréciation des hommes de l'art.

Toutefois nous devons prévenir que nous ne nous abusons pas sur leur valeur ; qu'elles ne sont pas toutes des preuves de guérison de Cancer, que plusieurs peut-être ont été recueillies dans un esprit systématique, par des hommes crédules, ignorans, et même de mauvaise foi, quoique nous ayons fait tous

(1) Dispensaire Sainte-Geneviève, soutenu par les bienfaits de la Reine, du Ministre de l'Intérieur et par des souscriptions particulières.

(2) Mémoire lu à l'Institut en 1842.

nos efforts pour écarter ceux-ci; mais on nous accordera, du moins, que ce sont là des cas où l'on opère tous les jours, où l'on déclare qu'il n'y a rien à faire.

On trouvera donc dans ce travail un grand nombre d'observations de guérison de maladies du sein, regardées généralement comme incurables et qui ont été *guéries* cependant sans opération. Nous rapportons tous les moyens thérapeutiques mis en usage; non pas que nous ayons en tous une égale confiance, mais nous avons voulu mettre le praticien à même de les employer, de les essayer de nouveau avec plus de persévérance, avec plus *d'incitation* peut-être qu'on ne l'a fait jusqu'ici; il y en a sans doute dans le nombre qui seront repoussés, ou accueillis avec dédain par la susceptibilité de notre époque qui veut tout analyser; mais cette considération ne nous a pas arrêté; nous espérons d'ailleurs, qu'on nous jugera sur la difficulté du sujet et sur nos intentions; ensuite nous devons avouer que nous avons assez vécu, que nous avons assez d'expérience en médecine pour devenir *empirique*, lorsque les moyens rationnels nous font défaut; bien plus, nous sommes arrivé à croire possible tout ce que nous ne comprenons pas; bien différent d'autrefois, où nous n'admettions que ce que nous croyions comprendre, aujourd'hui, nous doutons de nous-même, et quand il s'agit de guérir, nous ne repoussons rien, si ce n'est des pratiques réprouvées par le bon sens et la plus simple raison.

Nous avons groupé ces observations de guérison autour des moyens principaux à l'aide desquels on l'a obtenue. Nous avons classé ceux-ci par ordre numérique, c'est-à-dire nous avons mis en première ligne les agens qui ont réuni le plus de succès sur les tumeurs d'abord, puis dans les Cancers ulcérés; une autre série de cas est celle où l'on n'a obtenu que des améliorations que nous signalons pour encourager les praticiens. Cette marche nous a paru rationnelle et propre à l'enseignement, en mettant le lecteur à même de juger et d'accorder sa confiance aux agens qui la méritent le plus. En un mot, nous avons cherché dans ce travail à ramener l'opinion sur cette question qui est bien loin d'être jugée, à éveiller l'attention des praticiens en plaçant quelques jalons sur une route où il est si facile de s'égarer.

DU TRAITEMENT
DU CANCER
SANS OPÉRATION.

Iʳᵉ Observation.

Tumeur squirrheuse guérie par les antiphlogistiques ,

Par G. PUEL, *docteur en médecine, chirurgien en chef de l'hôpital de Figeac (Lot).*

En 1807, M. Puel père fut consulté par madame D..., d'un tempérament scrofuleux, jouissant d'une mauvaise santé. Mariée à vingt-un ans, elle avait eu plusieurs enfans qu'elle allaita, et qui moururent fort jeunes. A quarante-cinq ans, les règles s'étaient supprimées, et à quarante-neuf, une petite tumeur du volume d'un œuf de pigeon s'était développée sans cause connue dans la mamelle droite, mais sans incommoder nullement. Deux ou trois ans après, elle avait acquis le volume d'une pomme d'api; elle restait indolente. On avait appliqué un emplâtre fondant et administré les anti-cancéreux à l'intérieur sans aucun succès. On fit également des frictions avec une pommade particulière, qui détermina de la douleur et du gonflement. On administra la ciguë et les mercuriaux pendant long-temps sans succès. M. Puel trouva cette tumeur grosse comme un œuf de poule, mobile sous la peau, chaude, inégale, et le siége de douleurs aiguës et lancinantes; l'insomnie durait depuis plusieurs semaines, accompagnée depuis quelques jours par une douleur vive. Une saignée copieuse fut faite, quinze sangsues furent appliquées autour de la mamelle avec des applications émollientes, et une diète complète fut observée. Un soulagement manifeste résulta de ce traitement, et la tumeur diminua sensiblement de volume. Encouragé par ce ce succès, on fit une nouvelle application de sangsues deux jours après, qui fit disparaître le *prétendu* squirrhe. Des cataplasmes émolliens, un régime sévère et l'usage des eaux minérales de Crauzac, rendues purgatives par un sel neutre, amenèrent, au bout d'un mois de traitement, une guérison complète, et la malade vivait encore en 1825, sans récidive.

(Archives gén. de médecine, octobre 1825, page 163.)

2me Observation.

Tumeur du sein guérie par les antiphlogistiques ;
Par le même.

Madame L..., âgée de quarante-deux ans, fit

une chute d'un lieu élevé sur le côté gauche de la poitrine, dans laquelle le sein de ce côté porta contre un meuble. Il en résulta une contusion qui fut guérie par les moyens ordinaires. Quelques mois après, une glande grosse comme une noisette, mobile, indolente à la pression, apparut dans ce sein. A quarante-cinq ans, les règles se supprimèrent, la tumeur se développa considérablement, et devint le siége de douleurs aiguës et lancinantes. En 1812, trois ans environ après l'invasion de la maladie, cette dame consulta M. Puel. La mamelle gauche avait doublé de volume ; elle était inégale, bosselée et d'une consistance variable dans les divers points de sa surface, ce qui fit croire un instant à une collection purulente. Le mamelon était presque effacé, des élancemens douloureux se faisaient ressentir dans la tumeur ; l'insomnie et une fièvre continue avaient lieu.

Le premier jour on fit une saignée générale, une diète absolue fut prescrite et des boissons délayantes. Amélioration peu sensible.

Le second jour une application de quinze sangsues fut faite sur la tumeur, et un abondant écoulement de sang s'ensuivit. Diminution sensible de volume et des douleurs.

Les jours suivans on prescrivit des bains généraux, des applications émollientes, un régime lacté et végétal, des purgations répétées avec les pilules de Belloste et de ciguë ; un cautère fut établi au bras. La diminution progressive de la tumeur eut lieu et les douleurs devinrent beaucoup moins vives. Enfin, au bout de cinquante jours de traitement une guérison complète eut lieu. Cette dame vivait encore en octobre 1825, sans récidive.

(Archives gén. de médecine, octobre 1825, page 166.)

Il faut tenir compte, dans le traitement des pilules de Belloste, de la ciguë et du cautère, qui doivent contribuer au succès.

3me Observation.

Tumeur du sein guérie par les antiphlogistiques ;

Par FÉARON.

En 1784, une femme vint me demander mon avis pour une tumeur qu'elle avait au sein depuis six mois. Cette tumeur était tout-à-fait dure, incompressible, et occasionait de vives douleurs surtout après avoir été maniée ; le bout du sein était rentré en dedans, les veines des environs étaient variqueuses, les douleurs lancinantes, augmentaient à mesure que la tumeur faisait des progrès. Dans l'intention de l'opérer, je lui fis d'abord prendre de la ciguë en dose aussi forte qu'elle put la supporter, je lui fis des applications sur le sein avec l'eau végéto-minérale, et je parvins ainsi à lui donner un peu de soulagement. Impatientée de ce que sa guérison ne faisait pas de progrès plus rapides, elle s'adressa ailleurs. Mais, deux mois après, elle revint à moi. La voyant mieux , je la mis alors au régime végétal et à l'usage du lait, et je lui fis mettre tous les deux jours quatre sangsues sur le sein affecté. Bientôt, en suivant cette méthode, la tumeur diminua de volume, la douleur et les autres symptômes se dissipèrent peu à peu, et tout alla si bien qu'en neuf semaines la malade fut parfaitement guérie.

(Encyclopédie méthodique. Chirurgie, art. Cancer, page 258.)

Cette observation aurait besoin de plus de développemens; elle est remarquable par l'opinion de Féaron et les résultats qu'il a obtenus du régime antiphlogistique, aidé de la ciguë à assez forte dose.

4me Observation.

Tumeur du sein guérie par les antiphlogistiques ;

Par LEDRAN.

En 1749 , une demoiselle , âgée de trente ans environ et assez mal réglée, avait beaucoup maigri depuis deux ans qu'elle avait reçu un coup de coude dans le sein. Elle en reçut un second, et, six semaines après, elle y aperçut une petite glande roulante et un peu de douleur. En trois mois, cette glande devint grosse comme un jaune d'œuf et le siége de légers élancemens. Elle était placée à la partie supérieure de la mamelle, à trois travers de doigt au dessus du mamelon, on la voyait faire saillie et élever la peau dans l'inspiration.

Les sangsues, les bains et l'usage du lait pour toute nourriture pendant dix-huit mois, ont fait disparaître la glande, et la malade a repris son embonpoint.

Le seul topique qui ait été employé dans ce cas est la peau de cygne.

(Mémoires de l'Académie royale de chirurgie, t. III, page 22.)

5.me **Observation.**

Tumeur du sein guérie par les antiphlogistiques ;
Par FÉARON.

En 1794, une dame me consulta au sujet d'une tumeur qu'elle avait remarquée depuis peu dans le sein droit, et qui lui occasionait une sorte d'oppression, un sentiment de tension et de plénitude dans le voisinage de la partie affectée ; comme ces symptômes étaient peu incommodes, et comme cette dame était accoutumée à en éprouver de semblables aux époques de ses règles ou dans les commencemens de ses grossesses, elle demeura quelque temps sans parler de son mal ; mais la dureté de sa tumeur venant à augmenter et à lui faire éprouver des douleurs vives et lancinantes, elle vint me trouver et réclamer des secours. Elle avait alors quarante-neuf ans et n'a-

vait point été réglée depuis deux mois. La tumeur
me parut de nature à requérir promptement l'o-
pération; mais je crus devoir attendre. Sept ou
huit semaines après, les règles reparurent et cou-
lèrent avec abondance et plus long-temps qu'à
l'ordinaire. Cette évacuation sanguine la délivra
complétement de sa tumeur et des symptômes
qui l'avaient alarmée : nous fûmes très surpris de
cet heureux changement. Persuadé qu'on devait
l'attribuer au retour des règles, nous convînmes
que si, après la suppression totale, quelques accidens de même nature reparaissaient, on lui
ferait une petite saignée toutes les six semaines,
qu'elle se tiendrait le ventre libre et se mettrait
à un régime sévère. Ce plan a été suivi exactement, et depuis trois ans elle n'a point eu de
rechute.

(Encyclopédie méthodique. Chirurgie, art. Cancer, page 258.)]

Cette indication d'opération était bien légère pour un chirurgien aussi grave que l'était Féaron.

6me Observation.

Tumeur squirrheuse réduite à un petit volume et devenue
stationnaire par le régime ;

Par LEDRAN.

En 1749, une dame, âgée de trente-cinq ans,
ayant été réglée à treize, et toujours assez mal

ensuite, s'aperçut d'une tumeur grosse comme une noix, qui était le siége d'élancemens comme des coups d'aiguille, et placée au dessus du mamelon qui était comme rentré en dedans. Cette dame ignorait depuis combien de temps la maladie avait commencé ; son corps était depuis long-temps tout couvert de boutons et comme couperosé. « Je pensai, dit Ledran , que l'approche » du temps critique pouvait bien avoir beaucoup » de part à ces incommodités, mais qu'indépen-» damment de cela la tumeur de la mamelle était » disposée à dégénérer en cancer. » La malade fut mise à l'usage du lait pour toute nourriture après y avoir été préparée d'une manière convenable, et elle continua ainsi pendant deux ans. Les boutons ont disparu insensiblement, et son teint a repris sa couleur naturelle; les douleurs ont cessé et la glande a diminué de volume de plus de moitié; elle est cependant restée parfaitement squirrheuse et indolente. Enfin la dame a repris son embonpoint. Le seul topique qui ait été appliqué sur la tumeur fut une peau de cygne.

(Mémoires de l'Académie royale de chirurgie, t. III, page 22.)

7ᵐᵉ **Observation.**

Tumeur considérablement diminuée de volume et rendue stationnaire par les antiphlogistiques ;

Par M.ᵉ DELONDRE.

Une dame âgée de cinquante-cinq ans , ayant cessé d'être réglée depuis cinq ans, avait une glande très volumineuse au sein , avec douleurs lancinantes, contuses et très vives et qui augmentaient par l'apparition, sur cette partie, d'un érysipèle périodique. Je la soumis à l'application de trois sangsues sur le sein et de cataplasmes émolliens ensuite , que je répétai tous les huit jours pendant un mois et demi. Les douleurs se sont éloignées, la glande n'a pas complétement été réduite, mais l'érysipèle a cessé de reparaître et le soulagement a été durable.

(Journal de Sédillot, page 206.)

8ᵐᵉ **Observation.**

Tumeur du sein guérie par les antiphlogistiques ;

Par ROBERT , *docteur en médecine de la Faculté de Paris , médecin en chef du lycée impérial de Marseille , médecin ordinaire du dispensaire du Nord, et membre de l'Académie de la même ville.*

Au mois de mars 1809, nous fûmes consulté par madame Ch..., âgée de trente-six ans, mère de deux enfans qu'elle a nourris, d'un tempérament sec, malingre et bilieux. Elle portait depuis dix-huit mois, à la mamelle droite, une tumeur glanduleuse du volume d'un œuf de poule, qui la faisait beaucoup souffrir, et qu'elle croyait causée par un coup de coude qu'elle avait reçu. Ayant subi vainement un traitement mercuriel et divers autres, nous lui conseillâmes, d'après le caractère lancinant et périodique de la douleur, l'usage du petit lait coupé avec le suc de cerfeuil et chicorée blanche, et une diète végétale. Huit jours après, nous fîmes une saignée du bras qui diminua la douleur, puis, cinq jours après, six sangsues furent appliquées sur la mamelle douloureuse. L'évacuation sanguine fut abondante, et il en résulta un soulagement marqué. Les jours suivans, la tumeur diminua de volume. Une seconde application de sangsues fut faite avec le même succès, et nous prescrivîmes des linimens anodins et résolutifs; nous les fîmes suivre des évacuans que nous jugeâmes nécessaires, et dans quarante-cinq jours cette tumeur considérable fut parfaitement résoute.

Le 17 mai 1811, cette dame n'avait éprouvé aucune récidive.

(L'art de prévenir le cancer au sein chez les femmes qui touchent à leur époque critique. Paris 1812.)

2me Observation.

Tumeur considérablement réduite par les antiphlogistiques, rendue stationnaire ; opération qu'on pouvait épargner ;

Par G. Puel.

Le docteur Boldou appela en consultation M. Puel pour mademoiselle R..., ancienne religieuse, âgée de cinquante ans, d'une forte constitution, mais lymphatique. Cette demoiselle, après de violens chagrins, causés par la Révolution, avait senti à quarante-cinq ans des douleurs aiguës à la suite d'un coup reçu dans le sein deux mois auparavant, et remarqua un petit noyau dur, indolent et mobile. On y appliqua une peau de cygne, et la malade prit des distractions. Cette tumeur resta stationnaire jusqu'à l'âge de quarante-sept ans, époque de la suppression menstruelle. A ce moment, toute la mamelle fut envahie, et elle devint le siége de douleurs lancinantes. M. Boldou, pensant alors que cette tumeur était de nature squirrheuse, eut recours aux conseils de M. Puel, qui la trouva du volume d'une grosse noix, globuleuse, très douloureuse le soir, et la nuit surtout ; toute la mamelle était compromise.

On prescrivit une saignée générale, une application de sangsues autour de la mamelle, des cataplasmes émolliens et narcotiques. On fit appliquer un cautère au bras. De plus, un bain hydro-

sulfurique fut pris chaque jour, et matin et soir
une pilule de ciguë et de laitue. Une décoction de
saponaire et de douce amère servit de tisane habituelle, et un régime composé de végétaux frais,
de viandes blanches, poissons, fut observé.

Après deux mois de ce traitement, la tumeur
n'avait subi qu'une diminution peu sensible, et
les douleurs persistaient. On fit alors des saignées
générales et locales qui amenèrent du soulagement, et, quatre mois après l'usage régulier de
ces moyens, la tumeur fut réduite aux trois
quarts. MM. Boldou et Puel conseillèrent alors
l'usage des eaux de Bagnères. Une saison passée
à cette source, et le traitement continué pendant
ce temps, n'eurent aucun effet sur le volume de
la tumeur, qui devint fort dure. En l'extirpant,
on la trouva grosse comme une noisette, irrégulièrement ronde, d'une dureté presque cartilagineuse, composée de tissu fibreux serré et fort
dense, dont le centre était un peu ramolli.

(Archives gén. de médecine. Octobre 1825, page 164.)

On aurait pu se dispenser de l'opération pour une glande
aussi peu volumineuse.

10me Observation.

Tumeurs des deux mamelles guéries par les antiphlogistiques
et divers autres moyens ;

Par M. TREILLE, *ex-chirurgien-major des cuirassiers de la
garde royale et des pompiers de la ville de Paris.*

Rose ***, du Havre, née de parens bien portans, âgée de vingt-trois ans , blonde, d'un tempérament lymphatique, d'une taille médiocre, eut à l'âge de dix-neuf ans un enfant qu'elle n'allaita pas. A cette époque , elle eut de violens chagrins causés par la mort du père de son enfant, et dès-lors sa santé devint chancelante; elle ressentit des douleurs d'estomac presque continuelles, ses digestions devinrent pénibles , les selles irrégulières et les règles moins abondantes que de coutume.

Au bout de six mois de cet état valétudinaire, la mamelle gauche commença à devenir sensible, et une tumeur dure et mobile s'y fit bientôt apercevoir.

Le docteur Lechevrel prescrivit un traitement anti-cancéreux, mais l'état de la malade devenant chaque jour plus alarmant, il lui proposa l'opération, qu'elle refusa. Elle eut recours à un charlatan, qui employa une foule de remèdes sans aucun succès. Toute la mamelle fut bientôt envahie , et, quoique peu sensible à la pression, la tumeur devint le siége de douleurs lancinantes. La mamelle droite offrit bientôt après une tumeur du même aspect que sa congénère , et les douleurs d'estomac alternèrent avec celles des deux mamelles. Les règles continuèrent à couler périodiquement , mais en faible quantité, et toujours suivies d'un écoulement blanc pendant cinq à six jours. Des douleurs ostéoscopes se manifestèrent, les chairs devinrent molles, et la peau et les traits de la face se flétrirent et laissèrent apercevoir des rides prématurées. La diarrhée avait parfois lieu, la paume des mains était brûlante, le sommeil était agité et nullement réparateur; la malade se trouvait plus accablée le matin en se levant, que le soir en se couchant.

C'est dans cet état que Rose *** se présenta à moi au mois de novembre 1846, pour être opérée; mais, après de mûres réflexions, je lui conseillai les moyens suivans :

1° Privation absolue de café, de vin et de tout autre spiritueux;

2° Régime tout végétal, notamment de carottes;

3° Usage du lait ou d'alimens préparés avec;

4° Exercice modéré, point de corset;

5° Usage de l'eau de mer, depuis 3 jusqu'à 18 onces par jour;

6° Application d'emplâtre de ciguë sur les tumeurs;

7° Frictions sèches sur tout le corps.

A peine un mois s'était-il écoulé, que la malade se trouvait mieux; elle était moins étiolée, les douleurs gastriques avaient cessé, les tumeurs étaient toujours dans le même état; seulement, une sorte d'érysipèle s'était manifesté par l'usage des emplâtres.

On appliqua dix sangsues sur la mamelle gauche, et huit sur la droite, qui donnèrent en abondance un sang noir et épais, et on les recouvrit ensuite de cataplasmes de mie de pain et de décoction de mauve et de morelle.

Deux jours après, les douleurs étaient dissipées, et le sommeil était revenu. J'ajoutai au traitement les pilules suivantes.

℞ Extrait de ciguë. . . gr. ij.
Aloès. . . . ⎱
Rhubarde. . ⎰ . . ãã gr. j.

La malade en prit d'abord une et elle augmenta jusqu'à douze. Combinées avec l'eau de mer, il en résulta une espèce de superpurgation.

Je fis une seconde application de sangsues huit jours après la première, qui amena un mieux manifeste. Encouragé par ce succès, je continuai à faire tous les huit ou quinze jours l'application de nouvelles sangsues, et, dans l'espace de cinq mois, le nombre s'élevait à cent quatre-vingts.

A cette époque, aucune douleur ne se faisait plus sentir, pas même aux mamelles, lors de l'époque menstruelle ; l'embonpoint était revenu, je conseillai pendant la belle saison les promenades, l'usage du lait et les chircoracées.

Il restait pourtant encore à la partie externe et inférieure de la mamelle gauche deux ganglions d'une dureté cartilagineuse, grosses comme un petit pois. Rien ne put le résoudre complétement, et la malade se refusa à leur extirpation.

Trois ans après j'ai revu Rose, qui était mariée ; elle nourrisait un enfant et jouissait d'une bonne santé habituelle.

(Annales de la médecine physiologique. 1822.)

Dans le succès les autres moyens qui ont été mis en usage doivent être comptés.

11ᵐᵉ Observation.

Engorgement qui semblait de mauvaise nature entièrement dissous par les antiphlogistiques ;

Par le docteur LEVACHER DE BOISVILLE.

Madame..., âgée de dix-huit ans, d'un tempérament sanguin lymphatique, née de parens bien portans, accoucha d'un deuxième enfant qu'elle n'allaita pas ainsi que le premier. La sécrétion laiteuse devint très abondante, et, malgré tous les moyens thérapeutiques employés, plusieurs abcès se formèrent et s'ouvrirent ; l'inflammation passa à l'état chronique.

Pendant quatre mois, le petit lait de Weiss fut administré tous les deux jours sans aucun succès. Un mois après, le sein droit devint dur, bosselé, les conduits fistuleux se fermèrent, les veines sous-cutanées devinrent variqueuses, les ganglions de l'aisselle s'engorgèrent, et trois petites tumeurs se firent remarquer dans la mamelle.

Je prescrivis le lait pour boisson, une nourriture légère et toute végétale. On appliqua quinze sangsues sur la tumeur et un cataplasme émollient après. Les élancemens cessèrent un peu, et le sommeil revint. Quatre jours après, on renouvela cette même application. Le sein diminua sensiblement, et l'estomac fut soulagé. L'engorgement des ganglions axillaires disparut entièrement.

Le sein ayant plus tard subi une compression par l'usage du corset, redevint douloureux ; mais une application de vingt sangsues fit cesser cette douleur, quoique le volume de ce sein fût presque égal à l'autre ; cependant on y sentait encore une petite dureté à la partie supérieure, on y appliqua dix sangsues et des cataplasmes émolliens qui mirent fin à tous les accidens. Enfin, les règles reparurent et consolidèrent la guérison.

Après un mois et demi de traitement, cette tumeur primitivement du volume du poing, et qu'on avait voulu opérer, fut entièrement dissoute.

(Journal complémentaire des sciences médicales, vol. 18, page 99.)

12me observation.

Squirrhe volumineux du sein guéri par des applications répétées de sangsues ;

Par FALLOT, *médecin à Namur.*

Une dame, âgée de vingt-cinq ans, d'un tempérament nervoso-sanguin, d'un caractère vif et parfois impétueux, issue de parens sains et l'aînée d'une famille de huit enfans, tous remarquables par leur bonne mine et leur bonne santé, se présenta à mon observation, dit M. Fallot. Depuis l'âge de douze ans, elle avait toujours été bien réglée. Sa taille était élevée, ses formes prononcées, son embonpoint médiocre. A quinze ans elle s'aperçut, en s'habillant, qu'à la partie supérieure externe du sein droit il existait une tumeur dure, de la grosseur d'un noyau de pêche. Elle ne savait à quelle époque elle avait commencé, et la cause qui l'avait produite lui était aussi ignorée ; on crut généralement que c'était un coup de coude reçu en valsant. Un médecin essaya de faire fondre cette tumeur au moyen de fumigations de vinaigre bouillant, de frictions mercurielles et de pilules de ciguë, mais ce fut inutile ; au contraire, elle sembla s'accroître, et de fortes douleurs, jusqu'ici inconnues, se firent sentir. Devenu, en 1817, le parent par alliance de cette dame, elle me consulta La tumeur avait alors le volume d'une petite pomme : elle était circonscrite, égale et mobile sous la peau dont la couleur n'était pas changée. Comme elle était stationnaire et indolente, je conseillai de ne rien faire du tout, seulement de tenir la partie dans une chaleur modérée en la couvrant d'une peau de cygne et d'éviter tout ce qui pourrait l'irriter. En 1819, cette dame se maria et devint mère ; ses couches furent heureuses et l'afflux du lait dans les mamelles ne parut point influer d'une manière sensible sur l'état de la tumeur. Cependant, comme elle ne nourrissait pas son enfant, on fit passer le lait à l'aide d'un régime sévère et de légers minoratifs. Le seizième jour, le sein s'enflamma tout à coup et sans cause connue, malgré l'application répétée de sangsues, il passa à la suppuration ; les douleurs furent atroces, trois petits abcès superficiels se formèrent et s'ouvrirent; le pus qu'ils versaient était de la meilleure qualité ; la cicatrisation fut prompte, et la malade se crut guérie ; pendant le travail inflammatoire, la tumeur avait sensiblement augmenté de volume et envahi au moins le tiers du sein. Quoique toujours indolente, circonscrite et mobile, elle gênait excessivement par son poids. De temps en temps, pendant la nuit surtout, des élancemens s'y manifestaient, c'est ce qui me détermina, au mois de février, à y appliquer, deux jours de suite, douze sangsues. Les élancemens se dissipèrent, la tumeur retourna à son état d'indolence et conserva son volume qui causait toujours une sensation de pesanteur et de distension. Je proposai une nouvelle application de sangsues, mais elle fut refusée. Au mois de juin 1820, des élancemens plus vifs cédèrent de nouveau à l'emploi de douze sangsues. Je ne pus obtenir qu'on renouvelât l'application sur laquelle je n'insistai pas beaucoup d'ailleurs, parce que je croyais la résolution d'un squirrhe aussi ancien tout-à-fait impossible. Cependant, au mois de novembre, la tumeur étant redevenue douloureuse, je profitai de la circonstance pour couvrir tout le sein de nouvelles sangsues dont le saignement dura vingt-quatre heures. La malade fut effrayée, en se réveillant, du sang qui la baignait, et elle eut plusieurs faiblesses ; mais le lendemain ses souffrances étaient calmées, et le poids du sein considérablement diminué. Je m'applaudissais de ce succès, mais sans oser attendre celui qu'un heureux hasard me réservait. Il y a aujourd'hui six semaines que cette dame est venue m'annoncer que la tumeur était tout-à-fait disparue, il n'en reste aucune trace.

(Journal complémentaire des sciences médicales, vol. 24.)

Cette observation est fort belle, bien qu'elle laisse quelque chose à désirer dans le diagnostic ; elle prouve du moins les bons effets de sangsues contre certaines tumeurs du sein.

13me observation.

Engorgement squirrheux du sein guéri par les antiphlogistiques;

Par le docteur BOUGON.

Madame... d'un tempérament lymphatique et

d'une assez forte constitution, ayant constamment
mené uue vie régulière, ressentit aux approches
de l'âge critique une douleur au sein droit, et
bientôt après il se manifesta une tumeur légère.
A mesure que le travail de la cessation des règles
s'opéra, cette tumeur fit des progrès ; elle avait
tous les caractères d'un squirrhe déjà avancé
lorsque je la vis.

Mon premier soin fut de calmer les douleurs
qu'éprouvait la malade ; j'y réussis assez prompte-
tement par les moyens ordinaires. Je conçus ensuite l'idée d'appliquer à plusieurs reprises des
sangsues aux environs du squirrhe; cette méthode
fut secondée dans son emploi, tantôt par l'usage
des saignées du bras, tantôt par des applications
de sangsues aux avant-bras, et l'on ne négligea
pas en même temps les autres moyens anciennement préconisés contre ces affections, qu'on employa à faibles doses, à cause de l'impossibilité de
pouvoir les supporter.

Ce traitement réussit complétement ; depuis
cette époque j'ai eu occasion de m'assurer du
maintien de la guérison de cette malade, et je
dois ajouter que les bons effets de ces mêmes
moyens ont été obtenus sur plusieurs personnes
attaquées d'engorgement squirrheux des mamelles.

Gardanne. — De la Mœnopause, page 221.)

Cette observation est encourageante, seulement il est fâcheux que l'auteur n'ait pas désigné plus particulièrement les moyens *anciennement préconisés* contre les squirrhes ; ces médicamens n'étaient pas, sans doute, insignifians, puisque la malade ne pouvait les supporter qu'à faible dose.

14me observation.

Tumeurs multiples du sein guéries entièrement par le régime et les antiphlogistiques ;

Par le même.

Madame... d'un tempérament sanguin , avec prédominance de la susceptibilité nerveuse, accoutumée par sa profession de religieuse à une vie sobre et sédentaire, ayant eu une menstruation difficile, ressentit à l'âge de quarante-deux ans des douleurs fréquentes dans les seins. A quarante-trois les règles devinrent très irrégulières et peu après elles cessèrent totalement. Il survint alors dans le sein gauche plusieurs tumeurs isolées qui se réunirent ensuite et formèrent un volume assez considérable; les douleurs devinrent permanentes et assez vives. Lorsque cette malade se présenta à moi elle était décidée à se faire opérer par suite des conseils qui lui avaient été donnés , mais je mis en usage les antiphlogistiques comme dans l'observation précédente; j'y joignis l'emploi des autres moyens employés en pareil cas, et au bout de neuf mois de traitement secondé d'un régime sévère entièrement composé d'alimens et de boissons très adoucissans, je parvins à guérir cette dame qui l'eût sans doute été plus facilement si elle eût employé ces moyens plus tôt.

(Gardanne. — De la Mœnopause, page 322.)

Même omission que dans l'observation qui précède : l'auteur ne dit pas quels sont ces moyens.

15me observation.

Tumeur du sein guérie par les sangsues ;
Par M. DELONDRE.

Une femme âgée de cinquante-cinq ans avait au sein droit une glande squirrheuse de la gros - seur d'une noix : elle commençait à éprouver à son centre quelques élancemens passagers; je fis appliquer quatre fois en un mois, sur la partie même, trois sangsues et des cataplasmes de farine de lin ensuite. Les douleurs ont cessé et la tumeur a fini par disparaître.

(Rapport sur l'ouvrage de M. de Gardanne, à l'Académie royale de médecine, du 13 août 1816, inséré dans le journal de Sédillot, page 208.)

Cette observation manque de développement.

16ᵐᵉ observation.

Cancer ulcéré du sein guéri par les antiphlogistiques,
et autres moyens;

Par M. GASSAUD, *médecin en chef de l'hôpital militaire
de Paris.*

Madame D....., âgée de quarante-neuf ans,
d'un tempérament nerveux, sanguin, mère
de plusieurs enfans, jouit d'une bonne santé
jusqu'à l'âge de quarante - sept ans. A cette
époque ; dérangement des règles , douleurs
dans le ventre et coliques. Au mois d'octobre 1821 , après avoir reçu un coup léger au
sein gauche, il survient une petite tumeur de
la grosseur d'une noisette qui augmente peu à
peu et fait éprouver à madame D..... de légères
douleurs. Un chirurgien est consulté; il ordonne
l'application d'un emplâtre fondant sur la partie
malade, et conseille de prendre tous les jours une
poudre blanche dont M. Gassaud ignore la composition. Un an après, sans traitement, la tumeur
s'abcède vers la partie la plus déclive. Le 6 octobre 1822, l'auteur vit la malade pour la première
fois; alors elle avait peu d'embonpoint, la face
était pâle et rétractée, les traits altérés, la langue
blanche, rouge à ses bords et à sa pointe; il
y avait de la chaleur à la peau, augmentant le
soir; le pouls était dur et fréquent; il existait

une constipation opiniâtre; la mamelle gauche présentait trois tumeurs de volume inégal et comme agglomérées, dont la plus grosse ressemblait à un œuf de poule ; la peau du sein formait des rides bien marquées, brunâtres, les bords de l'ulcération étaient durs, inégaux, gonflés, très sensibles, et le fond de la plaie était rempli de bourgeons charnus, de couleur blafarde d'où s'écoulait un pus fétide, âcre, séreux, sanguinolent. A ces symptômes il convient d'ajouter que les digestions étaient difficiles, le sommeil nul, la nutrition imparfaite et le moral très abattu.

La malade fut soumise à un régime végétal et lacté, eau d'orge gommée et édulcorée avec l'oxicrat simple pour boisson, trente sangsues , cataplasme émollient fait avec une décoction de morelle et de pavots. Un peu de mieux. Quatre jours après vingt sangsues furent encore appliquées, qui calmèrent les douleurs. Ce fut alors que les fonctions digestives commencèrent à s'exécuter avec plus de régularité. Le 18 octobre, les bords de l'ulcère devinrent moins durs, plus unis, les veines qui entourent le corps de la mamelle parurent diminuées de grosseur, le fond de la plaie changea de couleur et le pus qui s'en écoulait n'était plus sanguinolent. Quinze nouvelles sangsues furent appliquées; alors l'ulcère parut se rétrécir, ses bords s'affaissèrent, sa couleur devint vermeille. Le 30, les glandes voisines de l'ulcération qui étaient d'une sensibilité extraordinaire, avaient perdu le tiers de leur volume et ne faisaient presque plus souffrir la malade; on appliqua encore douze sangsues sans rien changer au régime. Les voies digestives se trouvant alors en état, M. Gassaud ordonna de prendre tous les matins deux pilules ainsi composées : Savon médicinal, ʒj. aloës; muriate mercuriel doux, de chaque, ʒ ½; sirop de Neïprun, Q. S. pour faire soixante-douze pilules. Tous les dix jours il fit de nouvelles applications de sangsues, et chaque fois l'état du sein s'améliora. Les pilules purgatives ayant occasioné quelques légères coliques, on en suspendit l'emploi, pour les reprendre plus tard. A la fin de janvier 1823, l'ulcère était totalement fermé (il y a quatre ans); aucun nouvel accident n'est venu troubler la santé de madame D.

(Journal des progrès, tome V, page 240.)

Cette observation, qui est citée par M. Prus (1), est doublement intéressante par la description des symptômes caractéristiques de la tumeur, et par l'opportunité du traitement.

(1) Recherches nouvelles sur la nature et le traitement du cancer de l'estomac.

17ᵐᵉ observation.

Ulcère de la mamelle guéri par les antiphlogistiques
et autres moyens ;

Par M. GRIVET, *maître en chirurgie à Saint-Germain-
en-Laye.*

*Fille, vingt-un ans environ, lingère, attaquée de-
puis un an d'un cancer ulcéré à la mamelle
droite, provenant de la suite d'un violent coup
de poing.*

Le 18 août 1764, M. Grivet fut appelé pour
amputer un ulcère profond d'un demi-pouce
et de quatre pouces de diamètre; le mamelon
paraissait avoir été entièrement détruit : bords
de l'ulcère calleux, entourés de plusieurs crevasses qui prenaient leur racine dans une espèce de croûte dartreuse et humide, dont l'ulcère était environné dans toute sa circonférence;
couleur livide, écoulement roussâtre, fétide,
élancemens très vifs et continuels surtout la nuit;
l'engorgement de la glande était fort considérable, mais heureusement sans aucune adhérence.

Après cet examen, le praticien différa l'opération pour essayer quelques remèdes.

Deux saignées du bras dans la même journée
et trois ou quatre fois pendant la durée du traitement.

Pendant les premiers jours appositions très fréquemment répétées de compresses imbibées de
la décoction de solanum geranium, racine d'al-
thea, feuilles de pavot, etc.; régime rafraîchissant,
repos.

Soulagement au bout de quatre ou cinq jours ;
douleurs moindres, bords de l'ulcère moins éle-
vés, glande moins dure, un peu de sommeil.

On continua ce traitement jusqu'à ce que les
plantes fraîches venant à manquer, on remplaça les
cataplasmes par des emplâtres, composés avec les
mêmes plantes, auxquelles on joignit l'oignon de
lis, la jusquiame et les résolutifs camphrés.

Après quelques semaines de traitement, plus
de douleurs; purgatifs doux, deux bols fondans
par jour, composés d'éthiops minéral, gomme
ammoniaque, savon, aloès, etc., pendant trois
semaines, et un ensuite le matin à jeûn pendant
un mois.

Confection hamech aux derniers purgatifs.

Dès la fin des six dernières semaines, ulcère de
bon caractère ; plus de callosités ni crevasses;
l'incarnation se fit au bout de trois mois, la cicatrice fut complète au bout de dix-huit à vingt
jours. Après cette époque, une récidive ayant eu
lieu par suite du travail, on reprit l'usage des
mêmes remèdes et un repos complet; mais la
guérison se faisant plus attendre que la première
fois, on fit des frictions d'onguent napolitain qui

eurent un effet très prompt. Guérison complète au bout de six mois et demi que dura tout le traitement.

Aucune récidive n'avait eu lieu après deux ans et demi : la malade était mariée, avait eu deux enfans qu'elle a allaités et qui se portent bien.

(Journal de Vandermoude, 1768, tom. XXVIII, page 268.)

Il n'est guère permis de douter que cet ulcère fut de nature cancéreuse ; l'intention arrêtée de l'opérer, la description qu'on en donne, la tendance du mal à se reproduire, tout semble autoriser cette opinion.

18me observation.

Tumeur du sein guérie par les antiphlogistiques ;

Par ROBERT.

Une femme âgée de quarante - cinq ans , d'un tempérament bilieux et très sujette aux vapeurs, reçut, dans une foule, un coup violent à la mamelle gauche. L'époque critique , arrivée trois ans auparavant , avait été très orageuse. Elle avait été rassurée en n'apercevant aucune meurtrissure sur son sein ; mais ayant ressenti quelques douleurs passagères huit jours après, elle appliqua divers topiques adoucissans pour les calmer ; ayant reçu une nouvelle contusion plus forte, la douleur devint plus vive et une glande se développa. Pendant plusieurs mois elle resta stationnaire, mais une affection morale prolongée augmenta la douleur et l'engorgement. La tumeur, grosse comme une noix, était dure et aplatie, située à la partie interne et moyenne du sein gauche, et quelques douleurs lancinantes commençaient à s'y faire sentir. Nous eûmes recours à notre spécifique ; la saignée et les sangsues furent employées à la manière ordinaire, et elles produisirent les effets désirés ; cependant, à cause de l'époque critique, nous fûmes obligés de revenir plusieurs fois aux évacuations sanguines indiquées par la pléthore, et d'y joindre l'usage des dépuratifs et des calmans. Une diète sévère fut prescrite, et nous empruntâmes de la médecine morale et de l'hygiène tous les moyens convenables. Cette méthode fut couronnée de succès, et dix-huit mois après, la guérison ne s'était pas démentie.

(Ouvrage cité.)

19ᵐᵉ observation.

Engorgement de la mamelle guérie par les antiphlogistiques ;

Par le même.

Une femme âgée de quarante-sept ans, d'un tempérament sanguin, avait eu beaucoup à souffrir lors de son âge critique, arrivé à trente-neuf

ans. Tourmentée par le sang, elle eut recours
plusieurs fois à la saignée ; à quarante-cinq ans
elle sentit, sans qu'aucun externe y eût donné lieu,
une petite glande mobile, indolente, située profondément sur le sein droit. Ayant, par la suite,
reçu un violent coup dans cet endroit, cette tumeur s'enflamma, augmenta de volume, devint
douloureuse, et toute la mamelle s'engorgea.
Ayant été consulté alors, nous fîmes deux saignées
du bras le même jour, et une diète sévère, l'usage
des délayans, des végétaux, de quelques pilules
calmantes, furent recommandés ; quatre jours
après, on appliqua autour de la mamelle huit
sangsues : la douleur et les symptômes inflammatoires furent calmés aussitôt. Le régime humectant et anodin fut continué, et, malgré l'amélioration des symptômes, nous renouvelâmes l'application de sangsues et la glande perdit beaucoup
de son volume. De jour en jour la guérison se
manifestait, et, après deux mois de traitement, qui
varia selon les indications, elle fut entièrement
consolidée.

(Ouvrage cité.)

___

20me observation.

Engorgement douloureux de la mamelle, guéri par les
antiphlogistiques ;

Par le même.

Une femme âgée de vingt-sept ans, veuve, d'un

tempérament sanguin, dont la mère était morte d'un cancer au sein à l'âge de trente-six ans, après s'être heurtée la mamelle gauche contre une clé de porte, vit s'y développer un engorgement douloureux. Elle appliqua un topique de bonne femme quinze jours après, qui calma les douleurs qu'elle y ressentait. Cependant une glande engorgée, grosse comme un œuf de pigeon, existait encore, et, deux mois après, elle devint sensible sans cause connue. Nous fîmes prendre à cette malade alarmée beaucoup de petit lait avec un régime approprié. La saignée et les sangsues furent ici tous les remèdes spécifiques : la tumeur et la douleur cédèrent à ce calmant.

(Ouvrage cité.)

91me observation.

Tumeur du sein guérie par les antiphlogistiques;

Par le même.

Une femme, âgée de trente-neuf ans, veuve depuis longues années et mère de plusieurs enfans, avait reçu un coup depuis quelques mois à la mamelle gauche. Elle avait une suppression menstruelle depuis six mois. Le toucher faisait reconnaître une glande profonde et douloureuse de la mamelle, qui donnait de vives inquiétudes. Nous ordonnâmes une saignée du bras et l'application de quelques sangsues sur la mamelle affectée. Elle fit aussi usage de quelques remèdes fondans apéritifs et anodins, et, en deux mois, la guérison de cette mère infortunée était parfaite.

(Ouvrage cité.)

22ᵐᵉ observation.

Engorgement très considérable du sein guéri par les antiphlogistiques ;
Par le même.

Une blanchisseuse, âgée de trente-sept ans, d'une forte constitution et d'un tempérament sanguin, se donna un violent coup sur l'angle d'une table à la mamelle droite ; une ecchymose violette avec élancemens s'y manifesta le lendemain. Quinze jours après, ayant été consulté, nous sentîmes un engorgement glandulaire très considérable, donnant lieu à de vives douleurs qui empêchaient le sommeil. Elle fut traitée par les saignées du bras et les sangsues, plus, quelques légers apéritifs. Dans moins d'un mois, tous les symptômes fâcheux disparurent, et le sein reprit sa couleur et son volume ordinaires.

(Ouvrage cité.)

Ces deux observations manquent de détails. La rapidité de la guérison indique que le mal n'était pas d'une nature grave. Nous les rapportons en faveur des antiphlogistiques qui sont très recommandés par Robert ; mais ces assertions nous paraissent empreintes d'exagération, ce qui fait qu'on les doit accueillir avec réserve.

23me observation.

Tumeur squirrheuse guérie radicalement par la compression ;

Par YOUNK.

Elisabeth Bar, âgée de vingt-huit ans, mariée, ayant eu des enfans, portait au sein gauche une tumeur squirrheuse, triangulaire, inégale, dure et grosse comme une noix. On sentait à l'aisselle gauche plusieurs indurations assez prononcées, et le bras de ce côté était excessivement douloureux. Le traitement général se composa d'altérans, et l'on exerça aussitôt sur la tumeur une compression modérée. Ce traitement commença le 4 octobre. Dès-lors on augmenta peu à peu la compression. A la fin d'octobre, la tumeur avait considérablement diminué de volume ; d'irrégulière et dure qu'elle était, elle s'était teansformée en une glande arrondie, molle et considérablement amoindrie. La santé de la malade était dans un état satisfaisant, il avait fallu plusieurs fois

rendre la pression moindre, ou même lever entièrement l'appareil, auquel on avait successivement ajouté de nouvelles lames de métal, parce
que les battemens du cœur, en retentissant dans
la région de la tumeur, en augmentaient la douleur.
Le 17 novembre, elle avait tellement diminué de
volume, que l'on se borna à quelques bandelettes
d'emplâtre. Le 1er décembre, la malade retrouve
à peine des traces de la tumeur. Le 5 janvier, les
deux seins n'offrent plus au toucher aucune différence. Le 27 avril, on n'avait pas encore entendu dire qu'Elisabeth Bar ait éprouvé de récidive.

(Archives gén. de méd., 1827. Tome XIV, page 90.)

24me observation.

Tumeur squirrheuse en dehors du sein, guérie par la
compression;

Par le même.

Miss A...., âgée de vingt-trois ans; depuis quinze
mois tumeur squirrheuse en dehors du sein
droit, avec des douleurs qui s'étendent jusqu'au
bout des doigts; l'aisselle du même côté est affectée; cet état est attribué à un coup qui fut
suivi d'une vive douleur et de l'inflammation de
la partie. Le pansement est fait (le 3 octobre

1814) avec l'emplâtre de diachylon, une plaque de plomb et la bande. Après quatre semaines, on distinguait à peine les restes de la tumeur, la compression fut cependant continuée jusqu'au 6 mai 1815, époque à laquelle le sein malade ne différait en rien du sein opposé, si ce n'est qu'il était moins volumineux.

(Ouvrage cité, 1828. Tome XVI, page 581.)

Cette tumeur était de nature douteuse à cause de l'âge de la malade.

25ᵐᵉ observation.

Tumeur du sein guérie par le régime, le calomel, l'antimoine, les amers aidés de la compression ;

Par le même.

Madame F...., quarante ans, mariée, beaucoup d'enfans, poitrine large, sein volumineux, le droit surtout qui présente une tumeur d'une densité remarquable, sur laquelle la peau est adhérente dans une assez grande étendue. Quelques points paraissent évidemment de nature squirrheuse, surtout au dessous du mamelon où elle n'est pas mobile, et semble adhérer aux cartilages des côtes correspondantes. Depuis quatre ans, la malade a été soumise à divers traitemens et surtout à une diète très sévère, qui ont agi d'une manière fâcheuse sur l'état général de sa santé : la voyant dans un état d'épuisement presque complet, qui s'accompagnait de vertiges et d'autres accidens nerveux, je lui prescrivis l'usage de la chair de poisson, et la ramenai peu à peu à la diète animale, au grand avantage de sa santé. Je lui ordonnai aussi quelques doses de calomel, d antimoine, et une décoction de pissenlit.

La tumeur résista pendant quelque temps à la compression, surtout vers le point où elle semblait adhérer aux côtes ; cependant elle finit par disparaître, et le sein put être porté dans tous les sens, élevé, abaissé ou comprimé, sans que la malade éprouvât la moindre douleur.

Les pansemens, dans ce cas, furent très rapprochés, par exemple, du 25 janvier au 29 *idem*, du 2 février au 7 *idem*.

J'ai rencontré depuis madame F..., elle jouissait de la meilleure santé et n'avait rien éprouvé du côté du sein, quoique deux années se soient écoulées depuis qu'elle a cessé tout traitement.

(Ouvrage cité, 1828. Tome XVI, page 584.)

26me observation.

Engorgement squirrheux du sein guéri par la compression;
Par M. Vanderlinden.

Tumeur provoquée par un coup. Application de sangsues et cataplasmes émolliens sans aucune amélioration.

Compression employée de la manière suivante :
L'appareil, ressemblant au brayer, était composé d'une pelote ronde, métallique et rembourrée, dépassant de six lignes la tumeur pour comprimer les vaisseaux qui s'y rendaient, d'un ressort garni de peau de daim, et dont l'extrémité correspondante à la tumeur était fortement courbée, enfin de plusieurs rondelles en cuivre pour augmenter successivement la compression.

La tumeur diminua sensiblement de volume, et, au bout de trois mois, elle était réduite au volume d'une petite noix ; enfin, après sept mois de compression, la tumeur avait complétement disparu.

M. Vanderlinden conseille de contenir la compression trois mois au moins après la disparition de la tumeur.

(Revue médicale, février 1835, page 233.)

27me observation.

Tumeur du sein guérie par la compression ;

Par YOUNK.

Madame H..., âgée de cinquante ans, a eu plusieurs enfans qu'elle a nourris ; ses règles étaient supprimées depuis quelque temps, lorsque, durant l'automne de 1815, elle sentit dans son sein une tumeur qui devint très douloureuse, surtout à certaines époques, et augmenta beaucoup de volume ; en avril 1816, la peau était sur le point de s'ulcérer ; la compression qui fut exercée alors fit disparaître presque complétement la tumeur. On employa dans ce cas des lames de plomb, et même on eut recours aussi aux lames d'acier réunies par un écrou. La peau elle-même, sous l'influence de ce moyen, revint à son état naturel, se détachant par plis circulaires.

Lorsqu'on cessa le traitement, le sein avait à peine le tiers du volume du côté opposé ; la peau qui le recouvrait avait un grand nombre de plis ; la santé de madame H... était très bonne, et, dans les derniers temps de son traitement, elle venait de sa campagne se faire panser à une distance d'environ quarante mille, puis elle retournait chez elle, pour revenir au bout de six semaines ou deux mois, faire appliquer de nouveau son bandage, qui restait pendant tout ce temps sans que l'on y touchât.

(Archives gén. de médecine. Tome XVI, page 583.)

28me observation.

Tumeur du sein guérie par la compression, les résolutifs et les sangsues ;

Par M. RÉCAMIER.

Madame M..., domestique, âgée de trente ans, réglée à dix-sept ans, conserva un engorgement dans l'aisselle droite, suite d'un abcès ouvert. Aussitôt qu'il fut guéri par les émolliens, le sein correspondant devint douloureux et se couvrit d'une rougeur érysipélateuse. Le 26 mai, le gonflement était tel, que le mamelon était comme effacé et rentré, les douleurs étaient d'ailleurs très vives. Sangsues en grand nombre, cataplasmes émolliens et purgatifs légers firent disparaître ces accidens.

Au 1er juillet 1827, le sein était volumineux, dur, bosselé, mamelon effacé. Frictions avec de l'hydriodate de potasse.

Deux jours après, douleur, rougeur et tumeur du sein. Soixante sangsues à la base de la mamelle. Le lendemain, application de trente sangsues.

Symptômes inflammatoires calmés.

Cependant la mamelle censervait son volume ; la tumeur qu'elle contenait, du volume du poing, était bosselée ; douleurs lancinantes, saignée du bras.

Le 10 août, on employa la compression, et, sous son influence, on vit l'engorgement du sein diminuer de jour en jour.

Le 15 septembre , les règles reparaissent fort peu. Quatre sangsues à la partie interne de chaque cuisse. La mamelle est considérablement réduite.

Le 24 décembre, douleurs lancinantes. Saignée, compression suspendue. Les douleurs cessent ; on reprend la compression continuée jusqu'au 1er novembre , quoique le sein n'ait plus que son volume naturel et que toute la mamelle ait sa souplesse ordinaire.

(Recherches sur le traitement du cancer. Tome 1er, page 128.)

Nous pensons que cette tumeur était simplement inflammatoire; les élancemens sont des phénomènes communs à presque toutes les maladies du sein.

29me observation.

Récidive d'une tumeur du sein guérie par la compression ;

Par le même.

Mademoiselle L..., Suédoise, âgée de trente-huit ans, d'une bonne santé. Engorgemens glanduleux au cou de dix-huit à trente ans.

Vers trente-un an et demi, coup en dehors du sein droit, douleur et engorgement; quinze jours après douze sangsues sur l'endroit douloureux, réitérées cinq fois sans aucun avantage; emplâtre de vigo, huile de ricin, frictions d'onguent napolitain, liniment avec la teinture d'iode, potion iodurée, bains, douches de vapeurs sans succès; l'engorgement et les douleurs augmentèrent.

Six mois après l'accident, la tumeur ayant le volume de deux noix, M. Breschet en fit l'extirpation avec le plus grand soin, en janvier 1826. Un mois après, nouvel engorgement avec douleurs lancinantes. Nouvelles sangsues, cataplasmes de ciguë, huile de ricin, douches d'eau chargée de muriate de soude, et d'autres moyens, furent inutiles

Le 5 mars 1827, le sein droit était engorgé, dur et inégal à sa partie externe en dedans de la cicatrice, dans l'étendue de plus de deux pouces; le sein gauche avait plusieurs noyaux irréguliers du volume d'un œuf de pigeon. Les deux mamelles, et surtout la droite, étaient le siége de douleurs lancinantes.

Compression commencée le 5 mars 1827 avec des disques d'agaric et des bandes de percale. Le 23 mars, on ne distinguait presque plus les engorgemens, et les douleurs lancinantes étaient presque nulles. Le 19 avril, résolution des tumeurs confirmée. Le 9 août, mademoiselle L... jouissait d'une santé parfaite sans récidive du mal.

(Ouvrage cité, page 122).

Les *sangsues*, la *ciguë*, les *purgatifs*, et surtout les *douches d'eau salée*, ont eu sans doute une large part dans cette guérison.

30me observation.

Tumeur du sein guérie par la compression ;

Par le même.

Au commencement de juillet 1826, M. Récamier fut consulté par madame de S...., âgée de quarante ans., réglée à quinze ans, mariée à seize ans ans et demi ; sept enfans, dont elle avait nourri plusieurs.

Vers trente-huit ans, engorgement assez visible au dessus du mamelon du sein droit ; douloureux au début, indolent au toucher, ensuite élancemens spontanés s'étendant de la tumeur à l'aisselle. À l'examen, engorgement du volume d'un œuf de pigeon, formant un relief plus éminent que le mamelon lui-même ; sans adhérences. Peau saine.

Compression avec les disques d'agaric inter-

calés entre les jets d'une bande de flanelle, formant un cône tronqué dont la base reposait sur
l'engorgement. Ciguë et hydriodate de potasse
conseillés, non employés.

Elancemens plus fréquens au début de la compression, diminuèrent ensuite rapidement; cessés
à la fin du premier mois.

Le 28 octobre 1826, engorgement entièrement
dissipé depuis plusieurs semaines.

(Ouvrage cité, page 39.)

On ne dit pas ce que la malade est devenue, ce qui est
d'autant plus important que l'effet de la compression est souvent peu durable.

31me **observation.**

Tumeur du sein guérie par la compression ;
Par le même.

Fin de 1825, madame de Ch...t, trente-sept à
trente-huit ans, depuis un an environ engorgement inégal de trois pouces de diamètre à la partie interne et supérieure de la glande mammaire
gauche.

Consultation des docteurs Gall et Roux :

Tumeur, dure, inégale, avec élancemens et ré-
putée cancéreuse, sangsues appliquées localement
et réitérées. Cataplasmes émolliens, méthode
cura famis, ciguë, hydriodate de potasse sans succès aucun.

La compression et un régime substantiel firent disparaître l'engorgement sans aucune trace après quatre mois de traitement.

(Ouvrage cite, page 14.)

Pour être vrai, et malgré notre respect pour ce dernier observateur, nous devons dire que les faits qui précèdent laissent beaucoup à désirer. Outre que nous ne comprenons pas qu'on puisse guérir des tumeurs de mauvaise nature par la compression seulement, nous avons toujours vu des noyaux plus ou moins volumineux et plus ou moins nombreux persister vers la fin du traitement et se placer entre les côtes, et se dérober ainsi à l'action du bandage, ce qui n'empêche pas, pourtant, que ce moyen ne puisse être utile.

3**2**^{me} observation.

Cancer du sein guéri par la compression et la ciguë;

Par YOUNK.

Madame S..., très avancée en âge; le sein gauche était entièrement perdu dans un vaste ulcère; on voyait en outre des tubercules ramollis entre la clavicule et le scapulum; de la partie antérieure et inférieure de cet ulcère naissait un engorgement long de plusieurs pouces, qui descendait vers l'ombilic et qui fut absorbé sous l'influence de la compression. Le sein droit, qui bornait l'ulcère à droite, était lui-même converti en une masse squirrheuse parsemée à sa surface de petits tubercules ramollis ; le bras gauche était presque immobile et la tête elle-même portée à gauche. Ce qu'il y a de remarquable dans ce cas, c'est qu'au milieu d'une telle désorganisation, et qui existait depuis tant d'années, le système lymphatique n'avait éprouvé aucune altération. L'aisselle ne présentait aucune glande engorgée et le bras qui ne pouvait être mu à cause de l'état de la peau et de l'articulation scapulo humérale, n'était point tuméfié.

La compression exercée comme à l'ordinaire produisit des effets étonnans ; elle fit disparaître un fongus considérable qui occupait l'angle inférieur de la plaie et qui, en disparaissant, laissa à découvert une masse squirrheuse occupant le centre de l'excavation et parfaitement détachée excepté vers sa base ; cette production avait plusieurs pouces de long, sa consistance était celle du cartilage et de l'os. Il fallut de très forts ciseaux pour en couper quelques portions, et encore on ne pouvait le faire sans produire un ébranlement et un bruit très désagréables à la malade. Sa couleur était d'un blanc jaunâtre, quelques secondes après qu'on en avait incisé une portion, la surface mise à nu présentait des points rougeâtres, mais peu nombreux.

La malade, qui avait pris une grande quantité de ciguë, était affectée d'un asthme que n'aggrava point le traitement ; le vaste ulcère se cicatrisa

ainsi que les tubercules nombreux qui l'environ-
naient, le bras recouvra une partie de ses mouvemens, et madame S... vécut encore pendant
deux ans avec une santé rare à son âge.

(Archives gén. de médecine, 1828. Tome X, page 582.)

Cette observation est très remarquable et mérite confir-
mation. On n'y trouve pas la cause de la mort.

33me observation.

**Cancer avec végétations fongueuses, guéri par la compres-
sion et la cautérisation ;**

Par M. RÉCAMIER.

Le 8 décembre 1826 , entra à l'Hôtel-Dieu ,
salle Saint-Lazare, n° 29, madame P..t, occupée
aux travaux de la campagne, née de parens sains;
elle fut réglée vers onze ans, mais toujours irrégulièrement. Dès son enfance, elle a été sujette
aux sueurs de pieds. Depuis l'âge de vingt-deux
ans, elle a été affectée de varices et d'ulcères variqueux aux jambes. Mariée à vingt-quatre ans,
elle devint veuve à trente-cinq, sans enfans, et,
s'étant remariée à trente-sept, elle a eu, trois ans
après, un enfant qu'elle a nourri, et qui est bien
portant.

A l'âge de cinquante-deux ans , elle reçut un
coup de toupie au sein droit qui fit naître de très

vives douleurs, ensuite des élancemens, et il se forma des bosselures très dures dans le sein.

Vers cinquante-trois ans, la menstruation ayant cessé, tous les accidens augmentèrent et le sein s'ulcéra au commencement de novembre 1826. A l'examen je trouvai le sein droit n'excédant pas de beaucoup le volume de l'autre; il était dur, bosselé, encore mobile, très douloureux au toucher et le siége d'élancemens spontanés. Cette masse endurcie et inégale présentait environ cinq pouces dans son grand diamètre, quatre et demi dans le petit et trois de relief. Elle était couronnée par un fongus de deux pouces de long, un de large et trois lignes d'épaisseur, partant du mamelon et se dirigeant de bas en haut et de droite à gauche. Le mamelon désorganisé participait à l'ulcération qui fournissait un fluide puriforme assez abondant et d'une fétidité repoussante. Quelques ganglions engorgés formaient une tumeur douloureuse jusque sous l'aisselle. Repos, décoction de chiendent pour boisson et demi portion d'alimens. On couvrit le fongus de charpie sèche et une compression douce et égale fut établie sur la masse squirrheuse.

A la fin de la première semaine, tout le relief du fongus avait disparu et il était ramené au niveau de la peau. La suppuration était diminuée de quantité et de fétidité, et toute la masse de la tumeur semblait avoir déjà perdu de son volume et de sa dureté, ce qui était hors de doute à la seconde semaine.

Au commencement de la troisième semaine, je reconnus une plus grande mobilité et une diminution dans le volume de la tumeur, mais la mauvaise nature des bourgeons charnus affaissés et la désorganisation profonde du mamelon me décidèrent à cautériser toute la surface enflammée avec le nitrate acide de mercure. On suspendit la compression et on appliqua des cataplasme jusqu'à la chute des escharres. Douze jours après la première cautérisation, j'en fis une nouvelle et profonde pour détruire le tissu encephaloïde que j'avais trouvé au fond de l'ulcère agrandi, elle donna lieu à un escharre de plus de sept à huit lignes dans sa plus grande épaisseur. Alors l'ulcère d'un assez bel aspect avait trois pouces et demi de long et deux de large, et s'étendait obliquement du lieu qu'occupait auparavant le mamelon vers l'extrémité supérieure du sternum; la lèvre supérieure avait perdu toute sa densité, mais l'inférieure conservait encore un endurcissement carcinomateux d'un pouce au moins qui fut laissé, parce que la malade se refusa à une troisième cautérisation. L'ulcère qui avait été pansé avec la poudre du charbon, la charpie et les cataplasmes de mie de pain et d'eau jusqu'à la chute des escharres, le fut après avec de la charpie trempée dans l'huile d'amandes douces battue avec un quart de suc de citron et autant de laudanum de Rousseau. La compression fut reprise avec modération et l'appareil renouvelé deux fois par jour.

Pendant les quinze premiers jours de janvier 1827, la durcté de la lèvre inférieure et interne de la plaie diminua rapidement, ainsi que l'étendue de cette dernière qui était belle et réduite à deux pouces à la fin du mois. En même temps les engorgemens ganglionnaires de l'aisselle furent aussi comprimés avec succès. Durant le mois de février, la plaie pansée matin et soir simplement avec un morceau d'agaric mollet lavé se cicatrisa régulièrement, et l'engorgement de ses bords disparut ainsi que celui des ganglions axillaires, sous l'influence de la compression.

Au commencement de mars, la plaie était entièrement fermée par une belle et solide cicatrice mobile sur un tissu cellulaire parfaitement sain. Tous les engorgemens avaient disparu et s'étaient réduits en granulations qui se sont elles-mêmes résoutes dans le cours du mois. Cet état a été constaté dans le courant d'avril par un grand nombre de médecins très honorables.

(Ouvrage cité, page 77.)

C'est surtout à la cautérisation qu'il faut rapporter les honneurs de cette guérison; il suffit de lire cette observation avec soin pour s'en convaincre.

34me observation.

Cancer au sein guéri à l'aide de la compression et des
sangsues ;

Par M. Sotteau.

Une dame de Haselt, portait au sein gauche un
engorgement considérable survenu à la suite des
couches, et qui fut bientôt suivi d'un abcès; trois
mois plus tard, le sein énormément tuméfié, offrait, en dehors du mamelon, des bosselures des
inégalités, au milieu desquelles on remarquait
une tumeur dure, de la grosseur d'un œuf de
poule. Cette tumeur était le siége de douleurs
lancinantes atroces, qui privaient la malade de
tout repos. Un ulcère résultant de l'ouverture de
l'abcès, se trouvait dans le voisinage de la tumeur, et s'était considérablement accru depuis sa
formation ; il avait atteint la grandeur d'une
pièce de deux francs, ses bords étaient renversés,
sa surface était rougeâtre, recouverte de fongosités, et adhérait par son fond à la masse engorgée sous-jacente. Le reste de la peau du sein était
brunâtre. L'état général de la malade répondait
à cette affection de la glande mammaire : fièvre
continuelle avec exacerbation vers le soir; perte
du sommeil et de l'appétit, amaigrissement considérable, peau brûlante, colorée en jaune paille.

A ces signes, M. Sotteau jugea d'abord qu'il avait affaire à un squirrhe fort avancé. Trois applications de sangsues sur le sein malade, n'eurent aucun résultat avantageux; dès-lors, l'application d'un bandage compressif fut résolu. Ses effets furent surprenans; la malade dormit pendant la plus grande partie de la nuit qui suivit l'application du bandage. Les douleurs diminuèrent chaque jour, la fièvre se dissipa insensiblement et l'appétit reparut bientôt. L'appareil fut resserré tous les jours. Enfin, le huitième jour, quand il fut levé, le sein était notablement diminué, l'ulcère amélioré et ses bords renversés, étaient revenus au niveau de la plaie, les bourgeons fongueux qui le recouvraient étaient flétris. L'appareil fut levé tous les huit jours, pendant un mois, l'ulcère fut promptement cicatrisé, et après quatre-vingt-six jours de traitement, il ne restait plus aucune trace d'engorgement.

(Bulletin de la société de médecine de Gand. Gazette méd. Tome V, page 621.)

Cette observation est digne de confiance.

35me observation.

Fongus cancéreux du sein guéri par la compression, aidée
des purgatifs, de la décoction de pissenlit et de quelques
doses d'ellébore noir ;

Par Younk.

On m'envoya du pays de Galles une dame qui
était mourante. Le sein tout entier était changé
en un fongus épais qui s'étendait jusque dans
le dos, remplissait l'aisselle et occupait toute la
poitrine, dont la surface était couverte par une
peau mince tendue, comme cela a lieu dans les
cas de ce genre, et qui s'était déjà ulcérée sur
plusieurs points.

Je devais donc dans ce cas, d'après mes principes, me borner à empêcher ces ulcérations de
s'étendre plus profondément, c'est à quoi me servit la compression qui devait soutenir la peau,
lui rendre du ton, en même temps qu'elle ferait
disparaître la tumeur en excitant les absorbans
de la partie. Je prescrivis à la malade plusieurs
purgatifs, la décoction de pissenlit et quelques
doses d'ellébore noire, pendant les huit jours qui
précédèrent l'époque de ses règles. La compression fut commencée le 4 septembre 1816, et suivie immédiatement de bons effets ; elle fut exercée aussi fortement que possible à l'aide surtout
des plaques d'acier et d'un écrou. D'abord les

douleurs cessèrent, puis la tumeur disparut, et enfin, la malade recouvra une bonne santé.

(Archives gén. de méd., 1828. Tome XVI, page 587.)

Il est possible que, dans les cas analogues à celui-ci, la compression des plaques métalliques fût plus efficace que par les autres moyens.

36me observation.

Tumeur du sein guérie par des cataplasmes émolliens saupoudrés de ciguë;

Par MM. DUBOIS, BOYER et GUERSANT.

MM. Dubois, Boyer et Guersant furent réunis pour donner des conseils à une mère de famille âgée de 34 ans, dont le sein présentait une tumeur inégalement bosselée. Ces médecins, prenant en considération 1° la forme et la dureté de la tumeur; 2° les éclairs de douleur que la malade y ressentait; 3° et la circonstance très aggravante que la mère était morte d'un cancer au sein, crurent à l'existence d'un cancer confirmé, et conseillèrent de s'abstenir de toute opération. On appliqua sur la partie malade des cataplasmes émolliens saupoudrés de ciguë. Dans l'espace de quelques mois, la malade obtint une guérison qui ne s'est pas démentie depuis quatre ans.

(PRUS. Recherches nouvelles sur la nature et le traitement du cancer de l'estomac, page 146.)

Cette observation nous paraît concluante par la manière dont elle est rédigée et les autorités qui l'ont signée.

37me observation.

Tumeur du sein guérie par la ciguë ;
Par M. VAUTHIER , *docteur en médecine.*

Une dame, âgée de quarante-six ans, d'un tempérament sanguin bilieux, d'une forte complexion et jouissant d'une bonne santé, reçut sur le sein gauche un coup qui lui occasiona une douleur très vive, laquelle diminua quelques heures après et se dissipa en trois ou quatre jours, mais laissa après elle un petit engorgement qui resta deux ans dans le même état ; quoique insensible au toucher et à la pression, il grossit ensuite par degrés. Des élancemens douloureux ne tardèrent pas à se faire sentir ; ils furent d'abord passagers et devinrent très fréquens, surtout la nuit, et lorsque la malade éprouvait une secousse quelconque.

La tumeur devenue plus grosse qu'un œuf de dinde, les élancemens furent de jour en jour plus fréquens, et si vifs qu'ils troublèrent et empêchèrent le sommeil ; la malade prit alors de l'inquiétude, perdit l'appétit et maigrit ; elle confia la cause de son chagrin à une amie qui lui conseilla de s'adresser à une *guérisseuse de cancers ;* mais celle-ci refusa son intervention et proposa seulement l'opération. La malade désespérée refusa, disant qu'elle préférait la mort. Elle consulta M. M..., docteur en médecine, qui la tranquillisa en lui disant que sa guérison était encore possible par d'autres moyens.

A cette époque, la tumeur était ronde, un peu aplatie antérieurement, et présentait quelques bosselures ; la peau qui la recouvrait était bleuâtre, ce qui était le résultat du gonflement des veines ; un mouvement brusque, un faux pas, une surprise occasionaient des coups d'aiguille profonds et très aigus ; dans le repos elle éprouvait souvent les mêmes douleurs qui étaient suivies d'un sentiment de chaleur.

La malade fut mise à l'usage des bains, de l'eau de carotte et des pilules de ciguë ; un cautère fut ouvert du côté de la tumeur, et les pilules de deux grains furent prises le soir, et augmentées d'une chaque jour ; elles furent suspendues ou l'augmentation en fut arrêtée, selon les effets. Au bout de trois mois, elle en prenait cinquante ; elle les porta ensuite jusqu'à soixante, ce qui faisait cent vingt grains par dose ; comme c'était en hiver, on employa pour topique un cataplasme de carottes râpées, et on y substitua la ciguë fraiche lorsque la saison fut assez avancée. La tumeur diminuait beaucoup et les douleurs étaient moindres. Au mois d'août un érysipèle se développa sur le sein ; après un voyage d'un jour en voiture, il fut très intense ; la peau suppura pendant sept à huit jours ; alors la tumeur parut plus molle et l'érysipèle guérit ; elle fut trouvée très diminuée : on continua l'emploi de la ciguë, et, au bout d'un mois et demi, la tumeur était considérablement moindre, et finit par se dissiper complétement un an après.

Les pilules furent continuées et diminuées insensiblement. Quelques mois après la guérison, des douleurs s'étant manifestées à l'endroit de la tumeur, une application de deux sangsues les dissipa complétement. La santé de la malade est redevenue très robuste comme auparavant.

(Thèse sur la maladie cancéreuse, 1813. N° 43, page 33.)

38me observation.

Tumeur du sein guérie par la ciguë ;
Par le professeur PETIT-RADEL.

Une femme qui était à l'époque de la cessation de ses règles, avait une tumeur dure au sein, précisément sous le mamelon, mobile, large de deux travers de doigt et accompagnée de douleurs qui s'étendaient jusque dans l'épaule et dans le bras. Il y avait deux ou trois mois que cette tumeur avait commencé à se former, et la malade, persuadée que le mal était incurable autrement que par l'opération, n'avait pas voulu en parler jusqu'à ce que la douleur l'y contraignit. L'extrait de ciguë administré d'abord à petite dose, mais graduellement augmenté jusqu'à une demi-once par jour, diminua les douleurs et dissipa totalement la tumeur au bout de six mois. La malade ayant de son chef outrepassé la dose convenue, avait vu le mal faire de nouveaux progrès, mais, en là rétablissant au point convenable, le succès fut bientôt complet.

(Encyclopédie méthodique. *Chirurgie*, art. Cancer, page 323.)

La position élevée de l'observateur interdit toute objection sur la nature de la maladie ainsi que sur le résultat du traitement ; de plus, elle prouve ce qu'on ne sent pas assez, que le succès dépend de l'opportunité et de la mesure des moyens employés.

39me observation.

Tumeur du sein guérie par la ciguë et autres moyens.

M. Lemoine, docteur en médecine, pensionnaire du roi et de la ville de Quimperlé, rapporte qu'il fut appelé en avril 1768, par madame Lecour pour une maladie au sein. Cette dame, âgée de quarante ans, avait vu cesser ses menstrues à la fin de 1767. A cette époque, elle avait reçu un coup de clé sur le sein qui fit naître de la tension et de la douleur. On appliqua d'abord des émolliens, puis ensuite des anodins pour calmer l'excès de la douleur, mais le volume du sein ne cessa pas d'augmenter. Cette dame, rebutée de ce traitement infructueux, appela M. Lemoine qui prescrivit une saignée du bras et l'immersion des pieds dans l'eau tiède. On fit de légères lotions sur l'endroit le plus enflammé avec un mélange d'huile de mélisse et de camomille. On répéta souvent des compresses imbibées de décoction froide de grande ciguë noire où avaient infusé des fleurs de camomille et de mélilot. Pour boisson, une légère décoction de *parelle* avec le sel de Duobus en petite quantité, deux cuillerées à café de suc de ciguë furent d'abord prises chaque jour, puis on en vint peu à peu à en prendre un demi gobelet. La diminution de la fièvre et de l'inflammation fut prompte. Le quatrième jour, je conseillai les cataplasmes de feuilles de ciguë et de farines résolutives en parties égales faits avec la décoction de parelle. La continuation des lotions, des pédiluves et des compresses combattit l'inflammation à différentes fois. On continua long-temps la décoction de parelle et de quelques feuilles de ciguë pour boisson. Le tartre martial soluble fut employé quelquefois après l'usage du suc de ciguë à la dose d'un gros et demi par pinte d'eau. Enfin la guérison fut assurée par l'usage d'une eau minérale factice. Tous ces différens moyens furent continués après la guérison pour prévenir le retour.

(Journal de médecine de Leroux. Année 1772, vol. 37, page 127.)

40me observation.

Tumeur squirrheuse du sein guérie par la ciguë et divers
moyens ;

Par M. Tonnelé, *chirurgien de l'hôpital de Tours.*

La fille H..., maîtresse blanchisseuse à Tours,
âgée de quarante-cinq ans, d'un tempérament
bilieux bien prononcé, éprouvait déjà quelques
dérangemens dans les évacuations menstruelles.
Cette fille, très maigre et très changée, avait alors
toute la mamelle droite dure et squirrheuse ; au
côté externe de cet engorgement, existait une
glande de la grosseur d'un œuf de poule, une
autre du volume d'une petite noix se rapprochait
davantage de l'aisselle ; enfin les glandes de cette
partie offraient une masse grosse comme la moitié du poing, qui gênait l'abaissement du bras.
Toutes ces glandes étaient douloureuses, et leur
cause était inconnue de la malade ; il n'y avait
guère que huit à dix mois qu'elles avaient fixé
son attention ; la douleur, qui n'était d'abord
qu'un léger picotement par intervalle, devint
presque continuelle et souvent poignante : la malade fut mise à l'usage des pilules suivantes :

Pr. Extrait de ciguë $\mathfrak{Z}$ ß
  Calomélas $\mathfrak{Z}$ ß
    Pour 72 pilules.

La malade prit huit grains par jour de ce mélange, et, après l'emploi des soixante-douze pilules, la douleur était diminuée, le petit engorgement placé près de l'aisselle avait presque disparu; l'engorgement des gencives et la salivation firent recourir à l'usage de bouillons aux herbes, rendus laxatifs par une légère dose de séné, et continués pendant trois jours. Ces accidens favorablement combattus, elle reprit ensuite les pilules suivantes :

> Pr. Extrait de ciguë   ℥ ß
> Gomme ammoniaque ʒ j
> Pour 72 pilules.

La malade en prit d'abord deux matin et soir, puis elles furent portées à quatre, en augmentant d'une tous les huit jours; on les diminua ensuite dans la même proportion, pour revenir à deux pilules chaque fois.

La malade a été évacuée tous les mois, huit jours après l'époque des règles, pour ne pas troubler cette évacuation qui manquait quelquefois. Une constipation assez opiniâtre fit ensuite ajouter à la masse pilulaire un demi-gros d'extrait d'aloès; un exutoire au moyen du sainbois fut établi à la cuisse, du côté de l'engorgement. La malade n'a jamais cessé de se livrer à ses occupations habituelles; malgré cela, le mieux a toujours été si sensible que la guérison a été complète au bout d'une année de traitement.

(Annales cliniques de la Société de médecine pratique de Montpellier, 1819. Tome VI, page 260.)

Cette observation, ainsi que les deux qui la précèdent,
sont de nature à inspirer de l'intérêt et de la confiance.

41me observation.

Tumeur cancéreuse guérie par la ciguë, les saignées
et les bains ;

Par M. PORTE, *médecin à Pau.*

Madame Sainte-Marthe, âgée de trente-trois
ans, d'un tempérament vif et sanguin, sœur
converse des religieuses de Sainte-Ursule, à Pau,
avait depuis trois ans, à la mamelle gauche, une
tumeur grosse comme un œuf d'oie, avec douleurs lancinantes, surtout à l'approche des règles
qui étaient presque nulles. Elle me consulta au
mois de février 1759. Je lui conseillai des bouillons adoucissans, légèrement apéritifs, pendant
un mois, et le petit lait pendant un autre; ensuite
elle prit le lait d'anesse pendant six semaines et
une vingtaine de bains de rivière. Je fis appliquer sur la tumeur un emplâtre résolutif et anodin : les douleurs se calmèrent, et la tumeur
diminua de volume et de dureté. Plus tard les
accidens ayant reparu plus formidables, je lui fis
prendre, au mois de juin 1760, pendant une
quinzaine de jours, un demi-grain d'extrait de
ciguë le matin, et j'élevai ensuite graduellement

cette dose jusqu'à quatre grains; trois saignées furent faites coup sur coup pendant ce traitement, à l'occasion d'une violente douleur de tête. Par l'effet de ce traitement les douleurs se dissipèrent et la tumeur disparut.

(Journal de Vandermonde, 1762. Tome XVII, page 348.)

42me observation.

Engorgement considérable du sein et des glandes de l'aisselle , guéri par la ciguë et autres moyens.

La femme de Dominique Escudé de Montaut, dans le comté d'Astraval, âgée de quarante-trois ans, d'un tempérament bilieux et délicat, reçut, au mois de mars 1763, sur la mamelle gauche, un coup qu'un enfant de quatre ans qui couchait avec elle lui donna avec le coude, en se remuant dans le lit. Une douleur violente s'ensuivit et empêcha le sommeil de la nuit; mais le lendemain, elle fut entièrement dissipée. Trois semaines après, elle s'aperçut d'une petite dureté à l'endroit du coup qu'elle avait reçu , un peu au dessous et au côté externe du mamelon. Ce petit tubercule fut bientôt accompagné de deux autres, et tous les trois acquirent, dans l'espace d'un mois, un volume assez considérable. Les différens topiques qu'on y appliqua ne firent

qu'augmenter le mal, et le 10 juin suivant, lorsqu'elle s'adressa à M. Campardon, accompagnée
de son chirurgien ordinaire, elle avait la mamelle
fort tuméfiée et douloureuse, principalement
vers les glandes engorgées dont le volume et la
figure ressemblaient à des œufs de pigeon appla-
tis. Elles étaient séparées les unes des autres,
quoique très rapprochées et très sensibles et douloureuses au toucher. M. Campardon substitua
aux compresses imbibées d'urine qui avaient été
appliquées jusque-là deux fois par jour sur ces
tumeurs, des cataplasmes de mie de pain avec le
lait. La malade ne pouvant les supporter, on les
remplaça par des compresses imbibées d'une décoction de ciguë; l'inflammation et la douleur
se dissipèrent au bout de sept à huit jours. On
mit la malade à l'usage des bouillons altérans et
du lait pour toute nourriture, après l'y avoir préparée par des remèdes généraux, puis on lui fit
prendre chaque jour deux pilules de deux grains
d'extrait de ciguë; elle doubla ensuite cette dose
pendant plusieurs jours, sans en éprouver la
plus légère incommodité. Quelques temps après
ce traitement, cette malade fut bien portante et
ses glandes furent entièrement dissipées.

(CAMPARDON. Observation sur le traitement des cancers. Ancien
journal de médecine. Année 1781, page 569.)

43me observation.

Engorgement de la mamelle, à la suite d'une inflammation, guéri par l'usage de la ciguë ;

Par M. DEVILLAINE, *chirurgien à Champagnolle , en Franche-Comté.*

Françoise Dolard, âgée de vingt-trois ans, d'un tempérament sanguin, bien constituée d'ailleurs, nourrissait un garçon qui peut avoir quinze ou seize mois. Le 24 avril 1771, en le faisant sauter sur ses genoux, elle en reçut un coup de tête sur la mamelle gauche. Cet accident n'occasiona d'abord qu'une légère douleur qui n'empêcha pas l'allaitement, mais quelques temps après, la rougeur, la chaleur, l'engorgement et les élancemens s'y manifestèrent ; une soif ardente, des frissons irréguliers, l'insomnie, joint à la fièvre, annonçaient un travail de suppuration. La malade refusa la saignée du pied, des pédiluves chauds, ainsi que d'autres remèdes analogues qui lui furent ordonnés ; elle ne voulut non plus se laisser ouvrir le dépôt qui s'était formé, mais bientôt le pus se fraya lui-même une route à l'extérieur. Cette ouverture fistuleuse ne put laisser complétement évacuer le pus, et alors la mamelle augmenta de volume, se durcit considérablement et contracta une adhérence aux côtes. Un cordon immobile partait de deux doigts du mamelon et allait aboutir à plusieurs glandes de l'aisselle. Le sevrage de l'enfant fut conseillé, et l'écoulement des règles, supprimé depuis cinq mois, fut rappelé. L'extrait de ciguë fut associé aux emménagogues et pris en pilules de trois grains, le quart d'une d'abord, puis la moitié et successivement jusqu'à six, matin et soir. Bientôt les glandes de l'aisselle se fondirent, mais le squirrhe subsistait toujours, enfin il diminua de volume, et, à mesure qu'il s'améliorait, on diminuait la dose des pilules. Une décoction légèrement nitrée fut la seule boisson prise pendant ce traitement. Tous les quinze jours, la malade fut purgée avec la poudre cornachine et le mercure doux, enfin le régime fut approprié à cette méthode générale. Le sein fut exposé, à différentes reprises, à la vapeur du vinaigre, tenant en solution de la gomme ammoniaque. On le garnissait aussi de compresses imbibées d'une décoction d'armoise, de parelle et de ciguë. Insensiblement la partie se dégorgea et la plaie se consolida sans le secours d'aucun onguent.

(Journal de Vandermonde, 1772. Tome XXXVIII, page 371.)

Avec les opinions que nous avons aujourd'hui, on a de la peine à comprendre d'abord comment les médicamens, dont on a fait usage dans les observations, ont pu dissiper de semblables affections ; il faut bien admettre pourtant qu'ils ont agi, c'est pendant leur administration du moins que la guérison a eu lieu ; on ne sait pas assez qu'en thérapeutique surtout les petits moyens en apparence, employés à propos et avec persévérance, produisent parfois de grands effets. Dans cette observation, du reste, la guérison doit aussi bien être rapportée aux autres moyens qui ont été mis en usage qu'à la ciguë.

44me observation.

Cancer occulte guéri par la ciguë, les saignées et les purgatifs ;

Par M. BENARD, *médecin à la Fère.*

Une dame, religieuse de l'abbaye royale du Calvaire de cette ville, d'un tempérament cacochyme, ayant essuyé plusieurs longues et graves maladies, et étant dans sa période de l'âge critique, portait au sein gauche, depuis dix-huit mois, un cancer confirmé et adhérent. Il avait la grosseur d'une noix ordinaire quand je le vis, et les parties environnantes étaient tendues, tuméfiées, luisantes et extrêmement douloureuses. La peau était rouge, et comme marbrée par un grand nombre de veines remplies de sang noir et épais. La troisième vraie côte, placée sous la tumeur, était si arquée que je la crus exostosée. Je fis appliquer les emplâtres de vigo, de ciguë et de savon, et des cataplasmes de ciguë verte, pilée ou cuite, sans aucun succès. Les élancemens devenaient plus fréquens et plus atroces, et la malade n'osait plus respirer. Le sommeil était perdu. Je fis préparer l'extrait de ciguë par la dame infirmière de la maison à la manière de M. Storck, et la malade en prit une pilule de deux grains et demie pendant six semaines. On augmenta ensuite d'un demi-grain chaque jour jusqu'à un scrupule. En janvier 1764, je fis ajouter un sixième d'*Aquila alba* et de *pilules savonneuses* pour rétablir les dérangemens d'estomac, mais ce fut en vain, car au mois de mai ils avaient beaucoup augmenté. On en continua cependant l'usage avec une addition de semences de fenouil, et la dose de ciguë fut augmentée jusqu'à un demi-gros. Cette dose, continuée jusqu'en janvier 1765, a suffi pour ramollir et fondre complétement le squirrhe qui commençait à s'allonger vers la glande axillaire.

Pendant treize ou quatorze mois qu'a duré le traitement, ce régime a toujours été doux et humectant, on a pratiqué sept saignées du bras et une du pied, tant à cause de la complication de l'âge critique que d'une inflammation d'intestins intercurrente. Je les conseillais surtout, lorsque je remarquais plus d'élévation et de plénitude dans le pouls, plus de gonflement, de chaleur et d'élancement dans le sein. Les purgatifs composés ordinairement de rhubarbe, de mercure doux, de diagrède et de gomme ammoniaque étaient répétés toutes les trois ou quatre semaines.

Dans les plus violentes douleurs et les insomnies on prit les émulsions avec le sirop diacode, la thériaque avec un demi-grain de laudanum, quelques gouttes anodines de sydenham, etc., mais le plus grand remède fut la ciguë.

(Journal de Vandermonde, 1765. Tome XXIII, page 412.)

Ce traitement nous paraît méthodique, et doit être imité.

45me observation.

Cancer ulcéré du sein guéri par la ciguë et divers autres moyens ;

Par M. VANNIER, *docteur et professeur de médecine à Bourges.*

Une femme, âgée de trente ans environ, d'un tempérament pléthorique, n'avait pas vu ses règles depuis deux ans qu'elle était accouchée ; sa santé n'avait point souffert de cette suppression, seulement depuis six mois elle éprouvait au milieu du téton droit un suintement lymphatique habituel qui, de temps en temps, dégénérait en hémorrhagie. Elle chercha à arrêter cet écoulement au moyen d'un onguent noir; trois semaines après le trou s'agrandit, ses bords s'engorgèrent, et une suppuration eut lieu. La malade, ayant vu mourir sa mère d'un cancer au sein, quarante jours après l'amputation, fut effrayée et vint nous consulter. Je conseillai les feuilles de ciguë pour topique, une saignée du bras et du pied, un purgatif répété et des bouillons délayans et apéritifs pendant quinze jours. Elle prit ensuite tous les matins un gros d'une poudre purgative, apéritive et emménagogue. Un mois après, le sein était cicatrisé et les règles coulaient abondamment.

(Journal de Vandermonde, 1762. Tome XVI, page 243.)

La fin de cette observation manque de détails qui seraient d'autant plus nécessaires que la brièveté du traitement et d'autres circonstances encore portent à douter de la nature cancéreuse de la maladie.

16me observation.

Cancer ulcéré de la mamelle guéri par la ciguë et la pâte alexitère de Rotrou ;

Par M. DESCOTES fils, *chirurgien à Méru* (Bourbonnais).

Marie-Françoise Grandeuil, àgée de vingt-neuf ans, de Villeneuve-le-Roi, d'un tempérament phlegmatique, sentit, au mois de février 1760, sa mamelle droite se gonfler, avec une douleur brûlante, piquante. Elle devint pourpre et livide, et, au mois de juin, la peau s'ouvrit à la partie supérieure et antérieure, avec beaucoup de douleurs. Il se forma un ulcère chancreux d'où coulait une sanie puante, glutineuse, un peu jaunâtre et très âcre. Cette ouverture ne procura aucun soulagement, et cinq glandes, chacune de la grosseur d'un œuf de pigeon, étaient disposées en couronne à la partie supérieure de la mamelle. Une de ces glandes s'ouvrit le 11 novembre, et deux autres à la fin de février 1761.

Le 16 mai 1761, elle prit matin et soir une pilule de 8 grains d'extrait de ciguë, que j'augmentai de 2 grains tous les quatre jours. Au mois de juin, la malade se trouvait beaucoup mieux : la suppuration était louable. Au mois de juillet, les pilules étaient arrivées à 28 grains ; j'en restai à cette dose, les ulcères diminuaient chaque jour, ainsi que les glandes et les douleurs, et, au mois de septembre, le tout était cicatrisé et fondu durant le traitement. La malade avait été purgée tous les huit jours avec 12 grains de pâte alexitère de Rotrou, procurant douze ou quinze évacuations chaque fois.

(Journal de Vandermonde, 1762. Tome XVI, page 40.)

47me observation.

Cancer du sein par récidive, guéri par la ciguë et autres moyens ;

Par M. PORTE, *médecin à Pau.*

Madame de Cazulon, âgée de quarante-quatre ans, d'un tempérament sanguin, religieuse au couvent des Filles-de-Notre-Dame de Pau, m'appela en consultation avec le chirurgien de sa communauté, en juillet 1759, pour examiner sa mamelle gauche, dans laquelle elle ressentait des douleurs aiguës et lancinantes. Nous y trouvâmes deux tumeurs dures et rénitentes, l'une grosse comme un œuf de poule au milieu, et l'autre comme une noix à la partie latérale. Il existait aussi une petite déchirure sur la première, qui donnait issue à un ichor âcre et brûlant. J'ordonnai les bouillons adoucissans, le lait d'ânesse et les bains domestiques, et on appliqua sur le sein un aposthème résolutif et calmant ; mais tous ces moyens furent inutiles, les tumeurs allaient toujours croissant et annonçaient une suppuration prochaine. La malade ayant refusé l'usage de la ciguë, que j'avais conseillé, je lui proposai l'amputation qu'elle accepta , et qui fut pratiquée par M. Quidel. Deux mois après la plaie était cicatrisée , mais elle se rouvrit bientôt en donnant issue à une matière ichoreuse, d'une âcreté si forte qu'elle rongeait la mamelle. La malade refusa long-temps encore de faire usage de la ciguë ; mais enfin elle résolut, au mois de juillet 1671, d'en prendre un grain et demi chaque matin , pendant quinze jours. Il se fit un abondant écoulement d'humeur sanieuse , avec des flocons de couleur grise et un peu verdâtre par le sein et les selles. Je doublai la dose de ciguë, et, après un mois et demi, l'humeur ichoreuse diminua considérablement ; la douleur était moins vive et la malade recouvra l'appétit et le sommeil. Je fis prendre des bouillons rafraîchissans, et la ciguë fut portée à 5 grains par jour. On ne saurait s'imaginer l'amélioration prompte qui se fit dans la plaie; il apparut des boutons charnus; la cicatrice se forma, et, le 8 octobre, elle avait acquis toute la perfection désirable. Elle prit cependant encore l'extrait de ciguë à la dose de 8 grains chaque matin, pour consolider la guérison; mais l'arrivée imprévue d'une nièce de la malade occasiona un tel assaut, que probablement, par une métastase du levain cancéreux, l'estomac devint le siége de douleurs atroces, et, malgré les saignées, les adoucissans et les calmans, la fièvre survint avec des flocons de matières verdâtres qui firent expirer la malade après les douleurs les plus cruelles.

(Journal de Vandermonde, 1762. Tome XVII, page 350.)

La récidive de la maladie pour la seconde fois laisse du doute sur l'efficacité de la médication.

48ᵐᵉ observation.

Cancer ulcéré de la mamelle, guéri par la ciguë et divers autres moyens;

Par M. ROCHARD.

Mademoiselle Parnot, âgée de dix-huit ans, fut amenée à M. Rochard, de Meaux, par son père, procureur fiscal de Saint-Cyr, en Brie, le

26 ou 27 juillet 1770. Elle avait la mamelle gauche très gonflée, très dure, luisante, de couleur
obscure, et absolument adhérente aux côtes, avec
une plaie profonde dont les bords renversés formaient un bourrelet très dur ; il partait de cette
tumeur un cordon qui allait aboutir à une glande
aussi fort dure et grosse comme un œuf de per-
drix, logée dans la cavité de l'aisselle, du même
côté. La plaie était à la partie inférieure et latérale, à trois lignes de l'aréole, du côté du bras, et
formait un ulcère d'où découlait une matière
mal digérée, de couleur plombée, quelquefois
jaune, ichoreuse et séreuse.

De crainte de ne pouvoir guérir une maladie
aussi grave, M. Rochard envoya cette demoiselle
à son père, à Paris, pour y consulter les meilleurs chirurgiens. Ceux-ci conseillèrent l'extirpation. De retour auprès de M. Rochard pour se
faire opérer, cette demoiselle lui apprit qu'après
avoir soigné pendant un an sa belle-sœur, attaquée d'un cancer manifeste, elle avait reçu un
coup dans le sein, et qu'elle avait fait usage de
différens onguens et topiques qui lui furent indiqués par de prétendus guérisseurs.

M. Rochard, incertain sur le succès de l'o-
pération, mit la malade à l'usage de la ciguë et
d'un régime humectant. Il commença par un
grain d'extrait de ciguë, qu'il augmenta ensuite
à 12 grains par jour, pris en deux ou trois doses.

Enfin, graduellement, il fit prendre jusqu'à 30 pilules de 12 grains par jour. Il y faisait toujours entrer quelque poudre absorbante, comme la magnésie, et il faisait boire ensuite de l'eau seconde coupée de lait.

Aucun dérangement n'est survenu pendant ce traitement, les règles ont toujours bien coulé et plutôt avancé que retardé. La suppuration est devenue de plus en plus abondante et louable en perdant sa fétidité. Le sein s'est fondu au point qu'on a pu distinguer les glandes obstruées qui se sont séparées peu à peu, puis diminuées, et enfin entièrement dissipées. Quelques unes ont suppuré. La plaie, qui s'était ouverte d'elle-même, se tarissait et se renouvelait, et, pour s'opposer à sa trop prompte cicatrisation, on y introduisait de petites mèches, et on la pansait avec les digestifs simples, auxquels on ajoutait de la myrrhe en poudre. Sur la fin, on mit une petite canule par laquelle on vit enfin couler, au lieu de pus, une sérosité laiteuse, bleuâtre et d'un perlé blanchâtre des plus limpides. On supprima la canule, et la plaie ne tarda pas à se consolider. Le cordon glandulaire et la glande elle-même qui était sous l'aisselle, étaient complétement fondus.

Pendant tout le traitement, de très doux minoratifs furent administrés tous les huit ou dix jours, et le sein fut complétement enveloppé d'un emplâtre bien malaxé de nouveau à chaque pansement. On entourait le tout d'un petit matelas de laine bien grasse prise entre les cuisses d'un mouton, qui faisait transpirer abondamment.

On a graduellement cessé les remèdes, et, pour empêcher toute récidive, on a ouvert un cautère au bras. La malade a repris de l'embonpoint, son teint s'est éclairci et ses yeux ont repris de la vie.

(Journal de médecine de Leroux. Tome XXXVII, page 36.)

Quelle que soit la nature de cette ulcère, il est certain que tous les chirurgiens d'aujourd'hui conseilleraient d'opérer comme on le conseilla alors.

49me observation.

Tumeur du sein, guérie par l'inoculation de la gangrène;

Par M. RIGAL ,

chirurgien en chef de l'Hôtel-Dieu de Gaillac (1).

Madame Besse de Dénat, arrondissement d'Alby, âgée de trente-sept ans, d'un tempérament nerveux, portait depuis plusieurs années des glandes engorgées au sein qui avaient résisté à l'extrait de ciguë et à beaucoup d'autres remèdes. Ces glandes s'étaient tellement accrues par le trai-

(1) M. Rigal est le père de celui qui fait aujourd'hui honneur au département du Tarn.

tement d'un charlatan, que, dans l'espace de six mois le sein avait trente-un pouces de circonférence à sa base. Cette tumeur était inégale, raboteuse, immobile, variqueuse, et le siége de douleurs lancinantes qui privaient la malade de tout sommeil. Les règles coulaient peu et irrégulièrement. La malade était exténuée, et, ayant refusé l'opération, on décida dans une consultation de s'en tenir au traitement palliatif. Cependant, persuadé qu'il vaut mieux recourir à des moyens douteux que de ne rien faire, je proposai dans une seconde consultation, l'inoculation de la gangrène qui fut accueillie. Dès lors je fis une petite incision dans le centre de la mamelle que je couvris de charpie imbibée de sanie gangréneuse. Du troisième au quatrième jour, la plaie s'enflamma et exhala une odeur putride; la gangrène se manifesta au centre de la tumeur, et fit des progrès si rapides qu'en dix-huit jours cette masse effrayante fut entièrement détruite. Deux de ces glandes, grosses comme le poing, étaient lardanées, carnifiées en quelques points, et contenaient dans leur centre ulcéré une sérosité jaunâtre. La plaie pansée à sec diminuait tous les jours d'une manière sensible et dans l'espace de quatre mois et demi, la cicatrice fut parfaite. Dix-huit ans après, cette dame vivait encore, sans aucune récidive qu'on avait prévenue en établissant deux cautères avant l'entière guérison.

(**ROBERT** : L'art de prévenir le cancer au sein, page 155.)

Cette belle observation laisse cependant du doute dans l'esprit, à savoir : La gangrène peut-elle réellement être inoculée? ce moyen a besoin peut-être de nouveaux essais.

50me observation.

Cancer guéri par le développement de la gangrène ;

Par M. HORACE GARNERI,
chirurgien en chef de la Charité, à Turin.

Une femme, âgée de cinquante-neuf ans, avait à la mamelle gauche un cancer ouvert très volumineux, et dont la base gagnait le bord de l'aisselle. Le grand volume de la tumeur et l'état de cachexie de la malade ne permettant pas de tenter l'opération, on se contenta de panser l'ulcère cancéreux avec une forte décoction de suie, en même temps qu'on administrait les toniques à l'intérieur. Deux mois on y substitua l'eau vulnéraire de suie préparée comme il suit, d'après la recette de Plenk :

Prenez	Eau de chaux	℔ j
	Suie ardente du four	ʒ j
	Céruse	ʒ B

Faites cuire le tout ensemble pendant un 1/4 d'heure et ajoutez :

| | Myrrhe liquéfiée | ʒ ß |

On continua ce traitement pendant deux mois; en augmentant de temps en temps la dose de la suie et de la myrrhe. Il survint dans la plaie une inflammation très vive, et qui se termina par la gangrène. Toute la masse de la tumeur fut sphacélée; il en résulta un ulcère putride qui, traité convenablement, se détergea et finit par se cicatriser complétement, malgré sa grande étendue. La malade recouvra une parfaite santé et mourut trois ans après d'une fièvre adynamique.

(Bibliothèque médicale. Tome XXXI, page 240.)

51me observation.

Tumeur du sein guérie par la gangrène.

Une femme d'environ cinquante ans, d'une bonne constitution, aperçut au sein gauche plusieurs glandes dures et indolentes qui grossirent insensiblement, augmentèrent en nombre et finirent par ne plus faire qu'une masse qui occupait tout le sein après dix-huit mois de leur première apparition. Il survint alors, sans que la malade sût à quoi les attribuer, des douleurs vives et lancinantes par intervalles; alors la tumeur s'accrut rapidement, les douleurs devinrent aiguës et plus rapprochées; enfin elles devinrent si insupportables à la malade qu'elle se décida à aller à dix lieues de son domicile pour y être opérée. A peine fut-elle arrivée auprès du chirurgien qui de-

vait lui donner ses soins, qu'une fièvre adynamique ou putride s'empara d'elle. Pendant toute la
durée de cette fièvre la malade ne se rappela pas
avoir senti son cancer, sinon au quatorzième ou
quinzième jour que la douleur y parut de nouveau et avec plus de force que jamais; l'inflammation, puis la gangrène s'en emparèrent successivement, et enfin cette dernière maladie dé-
truisit entièrement la tumeur cancéreuse, et le
vingt-cinquième jour la malade était débarrassée
de son cancer. L'ulcère se détergea, la cicatrice
fut complète au cinquante-sixième jour, et la
malade s'en retourna guérie.

Ici, la gangrène a été une circonstance fortuite que rien
ne pouvait faire prévoir ; il en est de même des observations
suivantes.

5.eme **observation**.

Engorgement cancéreux, guéri par le développement de la

gangrène ;

Par le baron RICHERAND.

Une femme d'environ quarante-huit ans, d'une
forte constitution, vint à l'hôpital Saint-Louis avec
un énorme engorgement cancéreux à la mamelle
droite. Cette masse très dure s'amollit, les douleurs lancinantes annonçaient sa décomposition
putride, une inflammation violente s'empara de

la peau et de tout le tissu cellulaire environnant,
et se termina par la gangrène. La séparation de
l'escharre entraîna la chute de toute la masse engorgée, il resta un ulcère d'un bon aspect qui fut
entièrement cicatrisé en moins de deux mois.

(Bibliothèque médicale. Tome XXXII, page 66).

53me observation.

Cancer ulcéré de la mamelle, terminé et guéri par la
gangrène ;

Par M. FRISTO, *membre de la Société des sciences médicales
de la Moselle.*

Mme A..., âgée de près de soixante ans, portait
un énorme cancer qui lui dévorait le sein gauche
et les ganglions axillaires du même côté. Dans
l'intention de corriger l'odeur repoussante que cet
énorme ulcère exhalait, je l'engageai à se servir
de la solution de chlorure d'oxide de calcium, étendu dans huit parties d'eau tiède. Les douleurs et
l'odeur insupportables disparurent; bientôt la peau
et le tissu cellulaire, les ganglions de la mamelle
et de l'aisselle tombèrent en putrilage. L'odeur
prit dès lors un aspect satisfaisant et ne tarda pas
à se couvrir de granulations qui s'affaissèrent
pour former une cicatrice solide, très étendue, à
rayons concentriques, mais adhérente à tous les
tissus voisins, gênant les mouvemens d'élévation

de l'épaule. Malgré cela, madame A..., quelques mois après, se portait encore bien.

(Exposé des travaux de la Société des sciences médicales du département de la Moselle, 1831-1838, page 40.)

54me observation.

Squirrhe considérable du sein, détruit par la gangrène, dans la clinique de Dupuytren, à l'Hôtel-Dieu.

Dupuytren fut consulté en ville par une femme de quarante ans, d'une forte constitution, ayant des mamelles très volumineuses et portant dans l'une une tumeur de la grosseur du poing, arrondie, dure, douloureuse, mais sans engorgement des glandes de l'aisselle. Il conseilla l'opération qui fut refusée.

Environ dix-huit mois après, il fut appelé en toute hâte rue de Charonne pour cette même dame. Elle était au lit, avait peu perdu de son embonpoint. Les yeux étaient fixes, chassieux, la langue tremblottante et sèche au milieu, le pouls petit, lent, effacé par la plus petite pression du doigt. Enfin cette femme était dans un état adynamique très prononcé.

Le volume de la mamelle était considérable. Le toucher faisait naître une crépitation manifeste. Dupuytren reconnut la présence d'un fluide aériforme. La malade constata ce diagnostic en disant qu'elle sentait depuis plusieurs jours de l'air circuler dans son sein.

Une inflammation, survenue quelque temps auparavant, avait amené de la fièvre et des vomissemens fréquens depuis deux jours. Supposant que la gangrène des parties profondes avait succédé à cette inflammation, Dupuytren pratiqua trois incisions qui donnèrent issue à une grande quantité de fluides élastiques. A l'instant, le volume et la tension du sein tombèrent, la malade se trouva soulagée; elle put faire quelques mouvemens et sembla revenir à la vie. On prescrivit des ablutions fréquentes avec l'eau légèrement chlorurée, des compresses imbibées de cette liqueur sur le sein et de la limonade pour boisson. Si la prostation continuait, on devait donner le quinquina, mais il ne fut pas nécessaire.

Dupuytren revit la malade au bout de huit jours (18 juillet 1831), il la trouva mieux, mais une grande partie du sein était frappée de gangrène; et cette partie était noirâtre, engorgée, des lambeaux de chairs gangrénées faisaient saillie à travers les incisions. Du reste, pas de trace d'empoisonnement sceptique, la malade parlait et se félicitait de son état; le sein était réduit d'un tiers; les parties mortes furent coupées, d'autres se détachèrent d'elles-mêmes un peu plus tard, et, le 6 août 1831, il ne restait rien de la tumeur squirrheuse; la malade était guérie.

(Gazette des Hôpitaux, année 1831, n°s 24 et 31.(

55me observation.

Tumeur du sein guérie par le muriate de baryte ;

Par Von Mittag.

Mlle C., de Nesle, arrondissement de Péronne (Somme), âgée de quarante-deux ans, nous consulta au commencement de l'an VII, pour une tumeur du sein gauche, de la grosseur d'une noix qui la faisait beaucoup souffrir. Dix ans auparavant, on lui en avait extirpé une semblable à l'aide des caustiques au sein droit. Nous lui prescrivîmes le muriate de baryte, et, au moyen de ce remède, de quelques saignées du bras et de quelques purgatifs, cette tumeur fut totalement résoute dans l'espace de six semaines. La malade s'est toujours bien portée depuis.

(Mémoire sur le cancer, couronné par la Société de médecine de Montpellier, le 15 prairial an XII, tome IV, de 108 pages.)

56me observation.

Tumeur du sein guérie par le muriate de baryte ;
Par le même.

Une ex religeuse de Babeuf, près Noyon, âgée de trente-quatre à trente-six ans, vint me consulter en vendémiaire de l'an II, pour une tumeur qu'elle portait à la partie supérieure du sein gauche et s'étendant jusqu'au mamelon ; elle paraissait adhérer aux côtes et tourner vers la glande axillaire demeurée intacte. Cette demoiselle avait fait un long usage de l'extrait de ciguë qui l'avait soulagée un peu, mais rentrée au couvent des Trapistes, le germe cancéreux reparut, et elle fut obligée d'en sortir. Après cinq semaines de l'emploi du muriate de baryte, aidé d'une saignée du bras de quelques applications de sangsues au dessous de la tumeur et de compresses imbibées d'alkali, la tumeur fut totalement résoute, et cette femme est actuellement assez bien portante pour remplir les fonctions d'institutrice à Nesle.

(Ouvrage cité.)

57me observation.

Tumeur du sein guérie par le muriate de baryte ;

Par le même.

Madame Sainte-Thérèse, ex-ursuline, à Peronne, âgée de trente-sept ans, d'une constitution très délicate, portait au sein gauche une tumeur douloureuse sur le mamelon pour laquelle on avait vainement employé différens remèdes. Effrayée de l'opération qu'on lui proposa, elle vint me consulter en nivose de l'an II. A l'état décrit plus haut, existait un engourdissement et une doulleur de l'épaule gauche. Je lui fis prendre le muriate de baryte à faible dose, et, après trois mois, elle fut guérie et en assez bon état pour retourner à Péronne comme institutrice.

(Ouvrage cité.)

58me observation.

Tumeur du sein guérie par le muriate de baryte ;

Par le même.

Une jeune dame, nouvellement mariée, portait au sein gauche une tumeur grosse comme une aveline ; elle en était d'autant plus effrayée que sa mère était alors expirante des suites d'une amputation de cancer. Traitée par le muriate de baryte pendant sa grossesse, elle est guérie sans éprouver aucun accident, et ses couches se sont faites heureusement ; après deux ans, cette dame et son enfant se portaient parfaitement bien.

(Ouvrage cité, observation manuscrite.)

M. Coulon, pharmacien, membre du jury de santé du département de la Somme, correspondant de l'Académie d'Amiens, qui a publié cette dernière observation dans *la Gazette salutaire de santé* du 11 janvier 1807, dit qu'il a vu réussir l'auteur dans le premier et dans le second degré du cancer, rarement dans le troisième, et jamais après l'amputation ou la cautérisation ; il eût été à désirer que les degrés fussent bien caractérisés.

59me observation.

Cancer ulcéré du sein, guéri par le muriate de baryte;
Par le même.

La femme Quenescour, âgée de cinquante à soixante ans, demeurant à Nesle, portait depuis long-temps un ulcère au sein gauche, à ses bords renversés et à la sérosité ichoreuse qui en découlait, on pouvait le soupçonner de nature cancéreuse. Cette malade fut mise à l'usage du muriate de baryte dans le commencement de pluviôse de l'an VII, et continua pendant six semaines. Elle fut saignée deux fois. L'ulcère suppura pendant six mois et se cicatrisa ensuite. Depuis ce temps, la malade jouit d'une bonne santé.

(Ouvrage cité.)

On ne saurait douter de l'exactitude de cet auteur dont tous ceux qui l'ont lu ont signalé la bonne foi et la sage observation. A juger par nous-même, ce devait être un vieillard quand il a écrit ce mémoire fort judicieux; il ne s'en laissait point imposer par les apparences. Ces observations si simples, et pour nous si concluantes, sont extraites textuellement de son travail.

Lorsque nous donnons le muriate de baryte, nous commençons à évacuer les premières voies. Si l'endroit affecté est douloureux, ou si le pouls est plein, si les menstrues sont arrêtées ou peu abondantes, nous tirons deux palettes de sang auparavant. Nous administrons ce médicament de

la manière suivante : deux gouttes matin et soir
dans un verre d'eau d'une dissolution de trois
gros de muriate de baryte dans une once d'eau
distillée. On augmente progressivement le nombre de gouttes jusqu'à huit ou dix, mais le plus
ordinairement on s'en tient à quatre, à cause des
effets pernicieux que cause ce médicament lorsqu'il est porté à haute dose.

S'il y a turgescence saburrale, on purge avec
cinq pilules mercurielles laxatives de la pharmacopée d'Edimbourg.

On bannit le vin et tout spiritueux pour s'en
tenir à l'eau, aux viandes blanches, poisson,
et quelques légumes herbacées, en petite quantité.

60me observation.

Engorgement du sein guéri par la carotte ;

Par M. DUVIVIER,
Chirurgien-major de la marine à Rochefort.

Une jeune fille de Rochefort, âgée de vingt ans,
fut attaquée d'un carcinome à la mamelle gauche,
qu'on opéra et qui guérit, mais un an ou deux
après un engorgement très douloureux se manifesta à la mamelle droite, pour lequel on trans-
porta la malade à l'hôpital des Orphelines.

M. Duvivier, chirurgien-major de la marine, homme prudent et éclairé, qui avait pratiqué la première opération, refusa cette fois d'agir. Ainsi, il employa le cataplasme de carotte rapée.

Instruit de ce cas, à mon passage à Rochefort, en janvier 1779, je me rendis près de cette fille, que je vis avec un sein gros très sensible et douloureux, fort dur, engorgé, farci de glandes tuméfiées et douloureuses.

Je conseillai à M. Duvivier de faire presser la carotte et de priver le cataplasme d'une partie de son suc. Il se fit une éruption cutanée sur la mamelle, accompagnée d'un suintement séreux, très âcre et brûlant ; mais, au bout de quatre mois de ce traitement, l'engorgement était complétement dissipé.

(ROBERT. Ouvrage cité, page 812.)

61me observation.

Tumeur du sein guérie par la carotte ;

Par M. BRIDAULT, médecin à la Rochelle.

Marie-Anastasie Raphié, de la Rochelle, reçut un violent coup à la mamelle gauche qui fendit le mamelon ; peu de temps après un bouton s'y éleva et rendit une sérosité âcre et brûlante ; un engorgement dans les glandes, et une tumeur profonde de la grosseur d'un œuf se formèrent ensuite dans la partie moyenne et interne de la mamelle. Cette fille, fatiguée par de continuelles douleurs, de fréquens élancemens, vint me consulter. L'état de la mamelle ne laissait aucun doute sur son caractère carcinomateux.

Les préparations de carotte à l'extérieur répétées matin et soir, dissipèrent dans trois mois, par une suppuration graduée et de bonne qualité, la tumeur interne, l'engorgement des glandes, et l'humeur dartreuse.

§ (ROBERT. Ouvrage cité, page 308.)

62me observation.

Engorgement du sein guéri par la carotte;

Par le même.

Mlle Boudeaud, âgée de trente-trois ans, d'une faible constitution, sujette aux pertes utérines, se heurta si violemment le sein gauche contre une clé de porte, qu'il en résulta une meurtrissure noirâtre et livide. Le sein enfla, les glandes s'engorgèrent, et une tumeur se forma dans le centre de l'ecchymose. Quatre mois après, elle était douloureuse, et des élancemens s'y manifestaient. M. Charrault, ayant déclaré cette tumeur cancéreuse, la malade était décidée à souffrir l'amputation, lorsqu'elle vint réclamer mes soins, en 1773. Son sein gauche était très gros, dur, rouge, douloureux et tendu, toutes les glandes et vaisseaux engorgés, et l'intérieur de la mamelle offrait une tumeur considérable. Je conseillai une saignée du bras droit, un régime doux, un léger purgatif, la tisane de carotte, et pour pansement le suc et le cataplasme de la même racine. Dès les premiers jours de ce traitement les douleurs furent moins vives, et la tumeur perça six semaines après, il en résulta une ouverture semblable à la piqûre d'une saignée qui fut cicatrisée en un mois et demi, ne laissant ni rougeur, ni douleur, ni engorgement au sein.

(ROBERT. Ouvrage cité, page 310.)

Cet auteur, qui se laisse parfois entraîner au delà des apparences du vrai, aurait dû compter la saignée, les purgatifs et le régime au nombre des moyens de guérison.

63me observation.

Engorgement du sein guéri par la carotte ;

Par le même.

Une fille de la Sagesse portait depuis très long-temps un engorgement considérable et douloureux aux mamelles, il fut suivi de tumeurs carcinomateuses, qui furent inutilement traitées pendant plusieurs années. Le traitement par les préparations de carotte occasiona une éruption dartreuse accompagnée d'un écoulement séreux.

Les tumeurs carcinomateuses furent entièrement fondues par ce moyen.

(ROBERT. Ouvrage cité, page 312.)

64me observation.

Cancer ulcéré du sein guéri par la carotte ;

Par le même.

Suzanne-Monique, âgée de vingt-huit ans, domestique, reçut, en 1794, un très fort coup de coude à la mamelle gauche et eut une autre violente contusion dans le même endroit par la forte compression d'une cruche de terre. Ce second accident occasiona de suite un déchirement très douloureux et profond aux tégumens du sein ; quelques temps après il s'y forma une croûte, et successivement autour de la mamelle, une tumeur dure accompagnée d'un engorgement dans les glandes et les vaisseaux mammaires et d'une grande inflammation à la peau.

Cette tumeur, soit par l'effet de l'urine dont la malade fit usage, ou par le développement progressif de la maladie, devint de plus en plus grosse, dure, sensible, enflammée et douloureuse. La tumeur, de la grosseur d'un œuf, sortit ulcérée du sein ; elle offrait un corps charnu, rouge, fongueux, variqueux et sanieux, l'odeur en était putride et infecte. Tel était l'état de cette fille lorsqu'elle vint me consulter, le 3 février 1795. Je lui prescrivis la tisanne de carottes pour boisson, et pour pansement, la decoction, le suc et la pulpe de carottes râpée. Ce traitement fut suivi avec exactitude, il développa de plus en plus la tumeur, la rendit plus extérieure et la ramollit; la plaie se dilata et donna issue à des flocons d'humeurs épaisses, ce qui fondit successivement tout le corps fongueux et carcinomateux, dégorgea les glandes et les vaisseaux du sein et favorisa peu à peu une cicatrice ferme et unie. Sept ans après, cette fille jouissait encore d'une bonne santé.

(ROBERT. Ouvrage cité, page 315.)

Cette observation est trop belle pour qu'il n'y ait pas de l'exagération de la part de l'auteur; on ne guérit pas d'un cancer aussi grave aussi facilement.

65me observation.

Tumeur du sein guérie par la belladone ;
Par M. MARTEAU , *médecin à Aumale.*

Madame Fauthereau, âgée de quarante-cinq ans, s'aperçut, au mois d'août 1756, qu'elle portait au sein droit un tubercule gros comme un pois, avec des élancemens aigus à intervalles très éloignés. Quoique la glande se développât peu à peu, elle resta deux ans sans y rien faire, mais au mois de mars 1759, ayant éprouvé de violens chagrins par la perte de son mari, cette tumeur se développa rapidement, des douleurs lancinantes s'y manifestèrent et tout mouvement du bras fut empêché. Au mois de juillet suivant, ces douleurs devinrent plus vives à l'occasion d'un voyage de soixante lieues qu'elle fit. On lui ordonna des bols fondant qu'elle prit tous les deux jours sans aucun succès. Un second voyage de trente lieues réduisit cette dame au plus triste état, et, ayant consulté M. Boulon, praticien distingué à Abbeville, il conseilla l'opération. Quand je fus appelé, le 15 septembre suivant, le squirrhe commençait à s'étendre vers les glandes de l'aisselle; j'insistai sur la nécessité de l'opération à laquelle la malade était presque déterminée; cependant elle voulut encore attendre et fit usage pendant quelque temps des mêmes bols fondans qui lui occasionaient de violens maux d'estomacs. J'y associai alors un demi grain de laudanum et la malade fit usage le matin de lait d'ânesse; se trouvant soulagée, je lui fis prendre un demi grain de belladone en teinture sur les cinq heures de l'après midi pendant les mois d'octobre et de novembre. Dès la première semaine, les douleurs d'estomac furent dissipées, et à la fin de novembre la glande était diminuée. On prit régulièrement le lait d'ânesse le matin, le laudanum le soir et la belladone, qu'on porta à cinq quarts de grain, dans l'après-midi. A Noël, la glande n'était plus que de la grosseur d'une noix ; toutes les douleurs étaient dissipées, le sommeil et l'appétit étaient revenus. Cependant, à chaque époque menstruelle, le volume de cette glande augmentait pour diminuer ensuite, mais au mois de janvier, la circonstance du temps critique l'avait mise à son premier état, elle s'alongeait de nouveau vers la glande axillaire quoique avec moins de douleur que par le passé. M. Barrié, chirurgien de Mantes, convint de faire l'opération au mois d'avril suivant.

Je poussai la belladone à trois grains, les douleurs cessèrent, et au commencement de février le mouvement du bras devint libre. Nous augmentâmes encore le nombre de gouttes de teinture de belladone et tout allait de mieux en mieux, lorsque, au mois de mars, il survint un érysipèle au sein au moment des règles. La malade fut saignée et purgée, et la belladone, dont la dose avait été diminuée pendant la durée de l'érysipède, fut reprise ; on la porta cette fois à onze grains par jour. C'est par cette méthode que je suis parvenu à fondre presque entièrement le cancer. Il reste encore un tubercule opiniâtre de la grosseur d'un haricot, quoique depuis rois mois j'aie fait prendre un bol de douze grains de ciguë le matin.

(Journal de Vaudermonde, 1761. Tome XIV, page 15.)

La sincérité et la bonne foi qui caractérisent ce récit ne

permettent pas de douter de la nature du mal ni de l'efficacité du remède.

66me observation.

Cancer de la mamelle guéri par la belladone ;

Par LAMBERGEN , *professeur de médecine à Groningue.*

Une femme de trente-quatre ans, blanchisseuse, veuve depuis trois ans, d'un tempéramment sanguin, cheveux roux, qui avait déjà perdu sa mamelle droite par un vaste abcès, eut peu de temps après, une inflammation au sein gauche qui devint ensuite douloureux, puis dégénéra en squirrhe, qui s'ouvrit ensuite et revêtit les caractères d'un cancer dans toutes les formes.

J'administrai la belladone en infusion comme du thé, et ce médicament fut augmenté ou diminué, cessé ou repris, suivant les indications. Quelques temps après son usage, il apparut quelques taches sur la pointe de la mamelle qui se convertirent en trous et laissèrent suinter une humeur qui était du vrai pus. Il y avait aussi un petit durillon, occasionant des douleurs insupportables, qui se termina également par suppuration.

Enfin, peu à peu, les fistules qui existaient se fermèrent successivement, les douleurs devinrent

moïndres, puis cessèrent tout-à-fait, la mamelle
revint à son volume primitif. Le traitement a
duré dix-sept mois, pendant lesquels la malade
a pris intérieurement six gros de [feuilles de belladone en infusion. Cette femme s'est remariée;
elle est accouchée d'un enfant qu'elle a allaité;
que faut-il de plus pour constater sa guérison ?

(Journal de Vandermonde, 1757. Tome VI, page 187.)

67me observation.

Cancer ulcéré guéri par l'usage de la belladone ;

Par M. AMOREUX, *docteur en médecine, et correspondant de
la Société royale des sciences à Beaucaire.*

Une paysanne de trente-six ans, d'un tempérament sanguin, portait depuis sa jeunesse une
tumeur carcinomateuse d'un mauvais caractère,
qu'elle attribuait à un coup reçu. M. Malbos,
qui avait vu la tumeur auparavant, m'assura
qu'alors, les vaisseaux étaient variqueux et le
mamelon rentré. Cependant, elle restait stationnaire, lorsque la chute d'un cheval vint arrêter l'écoulement menstruel. Alors la tumeur se
développa, des douleurs lancinantes s'y manifestèrent, et, enfin, l'application d'un cataplasme
septique détermina l'ulcération. M. Troubât,
maître chirurgien et lieutenant de M. le premier
chirurgien du roi, employa vainement tous les

remèdes indiqués en pareils cas ; mais ayant été appelé en décembre 1752, je trouvai la malade avec une petite fièvre lente et de cruelles douleurs lancinantes. Un ulcère vaste, profond, sordide et hideux, à bords calleux et renversés, et limité d'une part, par le sternum, et de l'autre, par l'aisselle, montrait dans son fond des inégalités ou végétations fongueuses qui tombaient en fonte baveuse à mesure qu'elles repullulaient : l'hémorrhagie paraissait quelquefois par la rupture des vaisseaux variqueux que la pourriture de la propre substance de la mamelle laissait sans soutien.

Je fis pratiquer des lotions sur la plaie avec une décoction de feuilles de belladone , morelle, joubarbe, saule, fleurs de sureau et une tête de pavot blanc, et je fis une saignée du pied. Je prescrivis aussi l'usage des remèdes ordinaires pour la suppression des règles.

Les bords de cet ulcère s'abaissèrent, et les chairs fongueuses diminuaient. Alors on appliqua des plumasseaux et des compresses avec la décoction précédente.

D'un jour à l'autre, une suppuration louable s'établit, quelques pellicules cicatrisantes se formèrent; enfin, après l'usage de cérat fait avec le blanc de baleine, l'huile d'œufs, celle des philosophes, quelques préparations de saturne, les digestifs et les escarrotiques, le cancer fut guéri dans l'espace d'un mois.

(Journal de Vandermonde, 1760, tome XIII, p. 47.)

68me observation.

Cancer de la mamelle, guéri par la belladone,

Par Vander Block, *ancien médecin de Bruxelles.*

La femme d'un aubergiste de Bruxelles, âgée de cinquante-trois ans, bien réglée jusqu'à quarante-six ans, s'aperçut, à cinquante-un, le matin en s'habillant, d'une tumeur dure et indolente, de la grosseur d'un œuf de pigeon, à la mamelle gauche. Deux mois se passèrent sans qu'elle devînt douloureuse, quoiqu'elle augmentât de volume; mais le troisième, de vifs élancemens avec chaleurs cuisantes s'y manifestèrent.

De concert avec un confrère, ayant reconnu le caractère carcinomateux de cette tumeur annonçant une ulcération prochaine, nous prescrivons l'application de l'emplâtre de M. Lambergen qu'on renouvela tous les huit jours, un suspensoir convenable pour soutenir le sein et l'infusion de belladone.

Avant de commencer ce traitement, la malade fut saignée au pied en médiocre quantité; un doux laxatif fut administré le lendemain, et le surlendemain elle prit à jeun une tasse d'infusion de belladone préparée selon la méthode de l'auteur. Elle augmenta jusqu'à deux tasses par jour accompagnées d'un régime de vie doux et peu nutritif; les élancemens et la chaleur de la tu-

meur furent de suite bien mitigés. On porta ensuite jusqu'à trois tasses par jour l'infusion de
belladone, et, au moyen de quelques purgatifs,
comme la pulpe de casse, les pilules de savon, d'A-
licante et de rhubarbe, quelques lavemens. La
douleur rongeante de la mamelle fut entièrement
dissipée, et la tumeur parut plus molle et plus
égale.

Trois mois après, je trouvai la tumeur fondue
d'un tiers, elle parut séparée en divers corps
glanduleux ; au sixième mois, elle était diminuée
des deux tiers, et au neuvième elle fut presque
dissipée. Cependant cette mamelle restait plus
enflée que l'autre. Je fis ôter l'emplâtre que je
remplaçai par la peau de cygne, et elle continua
encore pendant deux mois la même dose d'infusion, mais seulement tous les deux jours.

A la fin du douzième mois, la mamelle malade
était semblable à l'autre, et le squirrhe complétement fondu. La femme se trouva guérie et resta
en bonne santé depuis deux ans qu'elle a cessé le
remède.

(Journal de Vandermonde, tome XIV, page 108.)

Cette observation, bien faite, peut servir de modèle dans
l'application méthodique des moyens recommandés par
l'auteur.

69me observation.

Cancer au sein guéri par l'ammonia q u:

Par M. MARTINET, *curé de Soulaines, près Bar-sur-Aube.*

Au commencement de janvier 1780, Catherine, fille de Didier Aubry, de ma paroisse, âgée de trente ans, était affligée d'un cancer au sein droit; il était déjà avancé au troisième degré (1) dont j'ai parlé. Je versai plein une cuiller d'alcali volatil dans une pinte d'eau, c'est-à-dire une bouteille ordinaire; je recommandai d'imbiber de cette eau une compresse qui pût couvrir le sein, de la changer deux fois par jour et de m'en donner des nouvelles deux fois la semaine.

En moins de quinze jours, cette fille sentit un très grand soulagement : la tumeur s'amollit, la chaleur brûlante s'éteignit, les douleurs aiguës cessèrent, et elle fut en état de travailler.

Ce traitement, très simple, sans avoir assujéti le sujet à aucun régime, fut continué pendant cinq mois, au bout desquels l'humeur ichoreuse se tarit et la plaie se cicatrisa parfaitement. Depuis ce temps, cette fille n'a pas senti le moindre retour et jouit d'une parfaite santé.

(Observations médico-chimiques sur le cancer; Paris, 1781.)

(1) Voir à la page 105 ce que cet observateur remarquable entend par ces paroles.

70me observation.

Cancer au sein guéri par l'ammoniaque ;
Par le même.

La veuve Petitjean, demeurant à Cyrey, sur la rivière de Blaise, agée de soixante-six ans, porte depuis huit ans un cancer au sein gauche. Pendant les quatre premières années cette tumeur resta au premier dégré, et sans faire de progrès ; sa présence était indiquée par une petite dureté de la grosseur d'une muscade, et par quelques douleurs légèrement pongitives et très passagères auxquelles la malade ne portait pas beaucoup d'attention. Enfin, ce cancer était parvenu par une marche très lente du premier au quatrième degré ; l'appétit et le sommeil étaient perdus, le marasme était absolu, les forces étaient épuisées, des hémorrhagies survenaient de temps en temps, accompagnées de faiblesse, et cette pauvre infortunée était menacée de la mort, lorsque je la vis dans cet état pour la première fois le 6 août 1780.

Son mal, affreux à voir, avait assez la forme d'un foie de veau grossièrement piqué ; il présentait un volume de trois à quatre livres, il était immobile, et singulièrement fixé par des espèces de ligamens qui, par leur proéminence, ressemblaient à des cordes tendues qui s'entrelaçaient et tenaient fortement des aisselles au sternum, et de la clavicule aux fausses côtes. Il comprenait dans son étendue quatorze petits cancers ouverts dont il s'exhalait une odeur cadavéreuse suffocante.

Quelque désespéré que fût cet état, j'en commençai le traitement. D'abord, je modifiai l'ulcère avec une eau légèrement alcaline. Je versai ensuite environ un once d'alcali volatil dans une bouteille d'eau, j'en imbibai une large compresse que j'appliquai sur tout le cancer, je recommandai que l'on répétât la même chose tous les jours soir et matin, et, après avoir encouragé cette infortunée, je la quittai avec très peu d'espérance de la revoir.

Du 6 au 14, la malade resta dans le même état sans sentir le moindre soulagement; mais le 15, elle éprouva une crise bien favorable, et ressentit pendant tout le jour des battemens extraordinaires dans l'intérieur de la partie affligée, ce qui la mit dans un plus grand malaise; enfin, vers les huit heures du soir, il se fit une détente générale, la suppuration fut si abondante pendant deux heures, que le mal parut fondu de moitié, et elle sentit après un si grand soulagement qu'elle passa une excellente nuit.

Le lendemain matin, on m'envoya un exprès pour me faire part de l'état où elle se trouvait. Quoique éloigné de quatre lieues, je m'y rendis, mais inquiet, car je craignais qu'ayant accéléré la fonte putride que l'on m'avait donnée un peu

exagérée, cela ne donnât lieu à de nouveaux accidens. Mais je fus agréablement surpris, quand je
vis les symptômes formidables diminués.

Le cancer n'était plus adhérent, il avait même
une mobilité étonnante, je ne vis plus de ces cordes
gonflées qui le bridaient fortement tout autour,
principalement celles qui tenaient à la clavicule
et à l'aisselle dont la malade se plaignait le plus
auparavant. Elle était tranquille avec un pouls
très faible à la vérité, mais sans fièvre, et sans
douleur.

Désirant avoir pour témoin quelqu'un de l'art,
je fis visite à M. Lengagé, chirurgien du château;
je le priai de venir voir la malade; mais il l'avait
déjà visitée souvent, il connaissait la grièveté
de la maladie, il avait cru qu'il était trop tard
pour y remédier, parce que cette femme mal-
heureusement, comme bien d'autres en pareil
cas, avait caché sa situation.

Mais quand cet excellent praticien eût vu avec
moi le cancer, il fut extrêmement étonné; il décida que c'était là le moment d'en faire l'amputation, et il aurait fait sur le champ cette opération, s'il n'eût pas jugé le sujet incapable de la
soutenir, eu égard à son marasme, et au peu de
forces qui lui restaient. La malade eut une trève
avec ses douleurs; et, à cette époque, le sommeil
se repara un peu, et l'appétit revint.

Je revis ma malade un mois après: son état allait de mieux en mieux, à la réserve des forces

qui se réparaient très lentement, je prescrivis alors trois pansemens par jour, et comme il lui fallait une diète fortifiante, eu égard à une très grande déperdition de substance, Mme la duchesse du Châtelet, dont la charité se fait rendre compte de tous les affligés de ses terres, ordonna qu'on lui portât tous les jours des alimens les mieux préparés, et de la meilleure qualité.

J'ai vu tous les mois cette femme. Son état s'est amélioré jusqu'au commencement du mois de décembre. Alors il n'y avait plus que neuf petits cancers ouverts, ou neuf bouches, cinq autres étaient parfaitement cicatrisés. La suppuration cependant n'était plus si forte ; je craignis de la forcer, et je réduisis les pansemens à deux par jour.

Les forces étaient réparées, mais je redoutais beaucoup l'hiver à cause des rhumatismes auxquels cette femme était fort sujette. Pendant les mois de décembre et de janvier, elle souffrit peu de son mal qui ne fit aucun progrès, mais, pendant le mois de février, les douleurs revinrent, la suppuration se ralentit, et les engorgemens augmentèrent. Cette recrudescence était due à une négligence apportée dans le pansement, et, pour y remédier, je prescrivis trois pansemens par jour, c'était le 22 février.

Quelques jours après, il survint une petite fonte qui soulagea la malade, et, au bout d'un mois, la tumeur était considérablement diminuée et réduite à la grosseur du poing, n'y ayant plus que cinq petits cancers ouverts, et aujourd'hui, 17 avril que j'en rends compte, il n'est plus que de la grosseur d'un œuf d'oie, n'ayant que trois bouches ouvertes, toutes les autres parfaitement cicatrisées, et les places aussi blanches que s'il n'y avait point eu de mal. M. Lengagé assure que la guérison de cette femme deviendra complète, mais je n'ose l'espérer.

(Ouvrage cité.)

71me observation.

Squirrhe du sein guéri par l'ammoniaque ;
Par le même.

Le nommé Claude Lecerf, de la paroisse d'Y-rieuville, sur la rivière d'Aube, amena chez moi sa femme, le 4 janvier 1781. Cette femme, âgée de trente-huit ans, est attaquée au sein gauche d'un cancer occulte ; il était commencé dès la moisson de 1777, elle éprouva en moissonnant quelques légères douleurs : en y portant la main de temps en temps, elle distinguait parfaitement une tumeur dure de la grosseur d'une noisette. Comme elle en était peu gênée, elle fut dix-huit mois sans y rien faire, mais elle devint grosse comme une noix, et, au mois de février 1779, elle commença à s'étendre dans les parties voisines. Pendant le cours de cette année, la douleur fut presque continue, mais supportable ; au commencement de 1780, les douleurs devinrent si brûlantes et si pongitives que, selon son expression, il lui semblait qu'on lui passait des *fers rouges* à travers le sein. On lui ordonna des cataplasmes de ciguë, mais sans soulagement.

Quand je la vis, la région inférieure de la mamelle était considérablement gonflée ; elle était ressemblante à un rognon, partie bleue et noire et prête à s'ouvrir, des cordes s'étendaient jusque sous l'aisselle, et les muscles des bras étaient si raides qu'elle ne pouvait en faire usage pour travailler.

Elle employa l'alcali comme la femme Girey ; de plus, elle en prit quatre à cinq gouttes dans un gobelet d'eau fraîche, à l'intérieur, tous les jours.

Ce traitement a enlevé l'atrocité des douleurs. Deux mois après son usage, la tumeur parut diminuer, et ne présentait plus de symptômes fâcheux : aujourd'hui, 18 avril, il ne paraît presque plus d'engorgement ; les muscles du bras sont déraidis, et elle peut travailler.

Cependant la malade n'est pas exempte de douleurs passagères, mais très supportables ; dans les changemens de temps surtout, elle sent des élancemens et comme des aiguilles qui la piquent, principalement à l'aisselle et au sternum.

(Ouvrage cité.)

La sincérité et la naïveté de cet homme, éminemment observateur et judicieux, rendent ces documens extrêmement précieux ; nous ne pouvons résister ou désir de retracer ici la description qu'il fait du cancer, comme preuve de sa loyauté et de sa bonne foi, et aussi pour démontrer combien son opinion est importante. Il divise le cancer en quatre degrés.

1er *Degré*. Cette redoutable maladie, qui affecte principalement les corps glanduleux et communément les mamelles, commence d'abord par un engorgement dans quelques vaisseaux lymphathiques ou sanguins. Alors les humeurs devenant stagnantes dans ces vaisseaux, elles ne tardent pas à entrer dans une fermentation qui, de sa nature, doit en détruire les qualités ; de là, il résulte une petite tumeur.

Cette tumeur primitive, presque toujours ignorée, est augmentée insensiblement par l'accession de nouvelles humeurs qui viennent se dépraver avec elle ; bientôt elle se fait sentir de la grosseur d'une noisette, même d'une noix ; elle reste dure et indolente plusieurs mois, quelquefois même plusieurs années sans faire de progrès sensibles, et on peut dire alors qu'elle est à l'état du squirrhe.

2e *Degré*. Si la résolution de cette tumeur ne se fait point par les forces de la nature, ce qui est très rare en pareil cas, si l'art ne vient point à son secours, si la constitution devient viciée, cette tumeur primitive s'étend peu à peu dans

les parties voisines, et elle pousse, par le gonflement qu'elle occasione dans les veines adjacentes, comme des racines dans toute sa circonférence. C'est alors que commencent les douleurs
aiguës par le brisement des muscles et le serre-
ment des glandes ; ces muscles et ces glandes
participent bientôt eux-mêmes à la contagion,
et, de proche en proche, le vice local primitif
s'étend, et le malade souffre considérablement;
il s'inquiète, l'appétit diminue, le sommeil devient laborieux, etc.

3e *Degré*. Ensuite les tégumens qui couvrent
le siége du mal se corrodent intérieurement, la
peau présente à la superficie différentes nuances;
elle devient rouge, pourpre, bleue, livide, et enfin noire. Alors la chaleur de la partie est extrême, la douleur est brûlante et rongeante ; la
tumeur est dure au toucher, inégale, faisant
saillie dans le milieu; les veines adjacentes se
remplissent de nœuds par la distension qu'elles
subissent, et prennent une couleur noire; enfin
la peau s'ouvre, il en sort une humeur claire et
fétide, et la fièvre hectique commence.

4e *Degré*. Le mal ne s'en tient pas à une simple suppuration, il devient un ulcère considérable; bientôt il comprend, dans son étendue,
plusieurs petits cancers particuliers qui, jouant
tous le même rôle que le cancer primitif, il se
trouve quelquefois jusqu'à quinze ou vingt bou-

ches qui fournissent, les unes une humeur claire et corrosive, les autres un sang noir décomposé et d'une fétidité insupportable; l'appétit est perdu ainsi que le sommeil, la fièvre hectique est devenue beaucoup plus intense, les forces s'épuisent, le sujet tombe dans un état de marasme absolu, et des hémorrhagies, accompagnées de faiblesses, mettent fin à la vie malheureuse du malade.

Il ajoute : « Si le vice cancéreux n'était que » local, si le siége du mal était le seul foyer, » assurément l'amputation bien faite serait le » remède infaillible.

» Mais si ce vice est organique, l'extirpation » n'est-elle pas inutile? »

Il n'y a pas de commentaire possible sur une pareille conclusion; il est fâcheux qu'elle ne soit pas gravée dans l'esprit de ceux qui proposent de but en blanc l'opération.

7ème observation.

Cancer guéri par le sédum âcre ;

Par TOURNON.

La fille Peyromas, de Lacroy, souffrait horriblement depuis trois ans et demi d'un cancer au sein droit. La dame du château de ce village lut dans la *Flore de Toulouse* que le sedum guérissait les ulcères de la face ; aussitôt elle fit demander cette

herbe à un chirurgien qui donna le *sedum re-
flexum*. On en fit des cataplasmes qu'on appliqua
sur le cancer. Le 14 janvier 1812 on annonça à
M. Tournon la guérison de cette fille en l'invitant
à publier son observation. Le 14 mai suivant le
docteur Tournon alla lui-même à Lacroix, et il
trouva la partie du milieu du sein droit de la fille
Peyromas entièrement dévoré par le virus cancéreux et la plaie complétement cicatrisée. Cette
fille, âgée de soixante ans, jouissait depuis six
mois d'une santé excellente.

(Annales cliniques de la Société de médecine pratique de Montpellier, t. 3, 1818, p. 179.)

73me Observation.

Cancer guéri par le sédum âcre et l'alun;

Par VERNEY, *chirurgien aide-major de l'hôpital de Saint-Jean
de Perpignan.*

Une femme de Rivesalte vint me trouver en
novembre 1764 avec M. Averos, docteur médecin, associé correspondant de l'Académie royale
des sciences de Toulouse et de Montpellier, pour
un cancer ulcéré de la grosseur du poing qu'elle
avait au sein droit. L'alun pris à l'intérieur et le
sedum âcre appliqué en topique sur la partie produisirent dans l'espace de deux mois une guérison parfaite, reconnue telle par deux chirur-

giens de Rivesalte et par M. Averos, qui vit la malade.

(Bulletin de l'Académie royale des sciences de Toulouse, p. 70.)

74me observation.

Tumeurs du sein guéries par le remède de PISSIER, *maître en chirurgie, accoucheur et démonstrateur du gouvernement à Troyes.*

Une dame des environs de Troyes, âgée de cinquante-huit ans, avait au sein gauche plusieurs glandes mammaires engorgées. Plusieurs chirurgiens les considérant comme carcinomateuses, avaient voulu les amputer; mais cette dame étant venue me consulter, je la mis à l'usage de l'onguent anti-cancéreux (1), des bains tièdes et d'un régime convenable. A l'aide de ces moyens, elle vit au bout de quelques jours le mal se dissiper, et sa santé se rétablir. Un an après cette guérison, le sein était dans le même état satisfaisant.

(Journal de Vandermonde, 1786, t. 67, p. 300.)

75me observation.

Tumeur du sein guérie par le remède de PISSIER.

Une dame de Troyes, âgée de quarante ans en-

(1) Voir l'observation suivante.

viron, d'un tempérament sanguin, peu robuste, avait une glande du sein gauche engorgée, qui causait quelques douleurs. Un médecin lui prescrivit les fondans intérieurs, la pommade savoneuse de Goulard, etc.; mais, loin d'être soulagée, la glande s'accrut beaucoup et les douleurs augmentèrent.

L'amputation ayant été jugée indispensable, on vint me consulter pour cette tumeur, qui était grosse comme la moitié d'un œuf de poule et très douloureuse. Je prescrivis des bains tièdes et l'usage de bouillons adoucissans. J'appliquai ensuite sur la tumeur l'onguent suivant :

Huile de lin	ij — ℔	
Minium		
Céruse	ãã VIII — ℥	
Cire neuve		
Thérébenthine	iij — ℥	
Opium	j — gr.	

Cet onguent, étendu sur une peau de chamois assez large pour couvrir toute la partie engorgée, fut renouvelé tous les huit jours. Peu de temps après, les douleurs se dissipèrent et les glandes se fondirent. Cette dame jouit d'une parfaite santé, quoique une petite portion de glande, insensible au tact, soit restée.

(Journal de Vandermonde, 1786, t 67. p. 299.)

Ces deux observations peu concluantes méritent cependant de fixer l'attention des praticiens.

———

76ᵐᵉ observation.

Cancer guéri par le fer ;

Par le docteur WOELKER.

Une dame, âgée de quarante-six ans, s'étant heurté, en 1792, le sein droit contre une pomme de son bois de lit, sentit s'y développer une petite tumeur à laquelle elle ne fit d'abord aucune attention, mais dont les progrès l'alarmèrent ensuite. Ayant été appelé, je vis la mamelle endurcie, immobile et faisant corps avec les côtes, les glandes axillaires fortement engorgées et un ulcère de la largeur d'une pièce de trente sous, existait dans le point où le coup avait été reçu, il saignait au moindre attouchement, exhalait une odeur infecte et causait de vives douleurs.

Le 5 mars 1816, je commençai à donner six grains de phosphate de fer à l'intérieur, trois fois par jour, mais je le cessai six jours après par l'incommodité que la malade en ressentait et dont les pieds s'œdématisaient.

Les accidens disparus, j'eus recours, le 16 avril, au carbonate de fer, que la malade prit à la dose de quatre grains, quatre fois par jour, et que j'appliquai réduit en bouillie sur l'ulcère, qui avait un pouce de profondeur, l'étendue d'une pièce de cinq francs et des bords très durs.

Sous l'influence de ce remède continué à l'intérieur et en topique, une portion de la surface ulcérée se détacha, les hémorrhagies diminuèrent, l'odeur devint moins fétide et les glandes axillaires se dégorgèrent; mais l'ulcère ne diminua pas de profondeur.

La dose de carbonate de fer a été graduellement augmentée, et aujourd'hui la malade, quoique guérie, en prend un scrupule et demi, quatre fois par jour.

(Journal général de médecine, t. 57, 1816, p. 391.)

77me observation.

Cancer ulcéré d'un sein guéri par le sirop de vitalbe (1);
Par M. DELONDRE.

Une femme d'une constitution robuste et un peu sèche, épouse d'un cultivateur, ressentit à l'âge de 58 ans, à la suite de chagrins domestiques, des douleurs très aiguës dans le sein droit, elles avaient pour siége une glande de la largeur de deux pouces, inégale et serrée de manière à paraître adhérente aux muscles pectoraux. Elle avait toujours continué ses travaux sans user d'aucun remède interne ou externe, lorsque je la vis il y a deux ans. Je conseillai seulement un régime adoucissant, mais les douleurs augmentèrent et devinrent très vives, la tumeur s'ouvrit par un

(1) Voir la formule de ce sirop, p. 114.

de ses angles, elle rendit une humeur sanieuse très acre. Il s'était formé un ulcère dont le fond était sordide et les bords variqueux, durs et violets, ce qui caractérisait un carcinôme de fâcheux augure.

Les douleurs étaient intolérables et empêchaient le sommeil, les glandes axillaires etaient engorgées et douloureuses ; je fis alors appliquer un cataplasme de ciguë fraîche sur l'ulcère que l'on renouvelait deux fois par jour, et pendant huit jours ce topique procura du soulagement, mais on ne put le continuer à cause de l'extrême sensibilité de la plaie qui était cependant devenue plus belle. On se borna à des fomentations émollientes et à l'usage intérieur du sirop dépuratif de Vitalbe, à la dose de trois cuillerées à café par jour une heure avant le repas ; cette dose a été doublée ensuite. Pendant un mois et demi qu'a duré ce traitement, les douleurs ont insensiblement diminué jusqu'à cessation complète, la plaie s'est entièrement cicatrisée, et il ne reste plus que quelques glandes qui ont à peine la grosseur d'une lentille et qui sont absolument indolentes. La malade a repris ses rudes travaux ordinaires, et continue de se bien porter. (Gardane, pag. 328).

(De Gardane de la Mélopose, p. 328.)

Formule du sirop dépuratif de Vitable, déposée chez M. Boulay, pharmacien.

Pr. Feuilles de clematite (*clematitis vitalba*), Linn. — Q. V.

Jetez dans un mortier pour en extraire le suc par la pression. Pilez de nouveau le résidu en y ajoutant peu à peu une quantité de vin d'Espagne semblable à celle du suc préalablement obtenu; pour exprimer ensuite, mêlez les deux liqueurs, et après vingt-quatre heures de repos, filtrez et ajoutez une S. Q. de sucre pour former un sirop.

La dose varie depuis une jusqu'à trois cuillerées à bouche prises tous les jours, une ou deux heures avant le repas.

Il excite en général les sécrétions, à petites doses, les urines et la sueur; à haute dose il devient purgatif.

78me observation.

Tumeurs du sein guéries par la digitale.

Mayer, conseiller aulique de Prague, eut à traiter une femme mariée, âgée de trente-quatre ans, pour diverses grosseurs squirrheuses qu'elle portait depuis deux ans au sein et au cou. La parotide, surtout, était grosse et endurcie au point de gêner considérablement la mastication. La malade avait essayé infructueusement l'usage de la ciguë, de la belladone, l'eau de chaux, le savon et les mercuriaux. Après avoir pris, pendant quinze jours, le suc exprimé de digitale pourprée à la dose d'une cuillerée délayée dans

une pinte d'eau, les grosseurs et les duretés disparurent à vue d'œil, et quelques temps après
elle a été complétement guérie.

(VON MITTAG, ouvrage cité, p. 51.)

Cette observation manque de détails, et ne peut-être rapportée que comme offrant un moyen de plus à employer,
quand beaucoup d'autres ont échoué.

79me observation.

Squirrhe de la glande mammaire, guéri par l'iodure de
potassium ;

Par M. le docteur FRIESE DE GOLDAPP.

Madame S..., ayant toujours joui d'une bonne
santé, vit apparaître, à l'âge de quarante-cinq
ans, époque à laquelle ses menstrues s'arrêtèrent
définitivement, une tumeur dans la mamelle
droite ; elle était très dure, elle acquit en peu
de temps le volume du poing. Néanmoins, le
teint restait toujours rosé, et la malade ne per-
dait rien de son embonpoint.

Le squirrhe, dont la surface était bosselée, était
recouvert d'une peau mince et bleuâtre, qui y
adhérait ; il se manifesta bientôt un engorgement en forme de chapelet qui gagna le creux
de l'aisselle.

Dans cette circonstance, rien n'indiquait encore la cachexie cancéreuse, l'extirpation paraissait être le meilleur moyen de la prévenir ou de

combattre sûrement cette affection, mais la malade ne voulut point s'y soumettre ; alors le médecin se vit forcé de tenter d'autres moyens, et il commença par l'iodure de potassium. Il prescrivit l'application topique de cet agent, sous forme de pommade, selon la formule de la pharmacopée de Prusse, et en même temps il donna à l'intérieur la potion suivante :

Prenez Hydrolat de mélisse,	60	00
Iodure de potassium,	4	00
Elixir d'orange composé,	15	00

M. f. dissoudre s l'. à prendre par cuillerées.

Au bout de six mois, le squirrhe se trouva complétement guéri. La malade avait employé, pendant ce laps de temps, environ quatre cents grammes, ou treize onces d'iodure de potassium.

(Journal des Connaissances médicales, septembre 1842.)

80me observation.

Tumeur du sein guérie par délitescence.

M. Leclerc a rapporté une observation qui lui avait été comuniquée par M. Schwencke, d'une dame qui avait un cancer occulte à la mamelle, et contre lequel ce dernier avait employé vainement les remèdes les plus efficaces, les pilules de ciguë préparées à la manière de Storck comme les autres.

Cette dame ayant perdu tout espoir de guérison, cessa tout traitement et abandonna son mal à la nature. Quelque temps après, il survint une petite tumeur à la jambe qui suppura, mais en même temps que cet abcès s'agrandit et que la suppuration devint plus abondante, le cancer diminua au point que M. Schwencke appelé de nouveau, n'en trouva plus aucun indice. Malgré le conseil de ce médecin, la malade fit cicatriser cet ulcère de la jambe, mais aussitôt les premiers symptômes reparurent. On forma une nouvelle plaie à l'endroit que la nature avait choisi auparavant, et quand la suppuration fut bien établie, le cancer disparut par degrés comme la première fois.

(DUPRÉ DE LISLE, Traité du vice cancéreux.)

Cette observation est importante en ce sens que non seulement elle prouve l'utilité du cautère dans le traitement des tumeurs du sein, mais encore que le cancer est susceptible de se déplacer par une sorte de révolution.

81me observation.

Tumeur du sein guérie par les antiphlogistiques, la ciguë, et l'hydrochlorate d'or ;

Par M. le docteur DUPARCQUE.

Mme B..., blanchisseuse de fin, dont la mère était morte d'un cancer au sein, sentit à l'âge de quarante-un ans des douleurs dans le sein droit qui augmentaient par la fatigue. Elle s'aper-çut alors d'une tumeur dure qui n'existait pas de l'autre côté. Je trouvai en effet la partie externe de la glande mammaire droite du volume d'un pe-tit œuf de poule, bosselée, une des bosselures semblait adhérente à la peau du voisinage du mamelon, de manière que dans certaines posi-tions on apercevait là une dépression, cette tu-meur était dure, douloureuse à la pression. Je portai un pronostic très grave, et je conseillai l'opération qui fut absolument rejetée. Je ré-solus d'essayer d'un traitement hygiénique et médical. C'était en 1833.

La malade avait un embonpoint raisonnable , les règles venaient à leurs époques, mais elles étaient bien moins abondantes qu'autrefois. Je fis cesser ses occupations fatigantes, je pratiquai une saignée du bras, puis, appliquai à plusieurs reprises des sangsues au-dessous du sein malade. Bains tièdes repétés, bains locaux de fumigations, douches légères, cataplasmes émolliens et réso-lutifs, ciguë et hydrochlorate d'or à l'intérieur, laxatifs répétés , régime entièrement végétal, cautère au bras gauche. Après six mois d'aug-mentation et de diminution alternatives dans le volume, et autres signes locaux de l'engorge-ment, sa décroissance fut plus manifeste, et vers le huitième mois tout avait disparu.

(Traité des altérations organiques de la matrice, p. 51, 2e édition.)

8⒉ᵐᵉ **observation.**

**Engorgement de la mamelle guéri par les seules forces de
la nature.**

Le 3 juillet 1808, Mme S..., âgée de quarante-
trois ans, d'un tempérament bilioso-nerveux,
d'une faible complexion, sujette aux opthalmies,
mère de deux enfans, était mal réglée depuis un
an. Elle reçut alors un coup sur la mamelle
droite qui porta sur l'angle d'une table; il en résulta une violente contusion accompagnée de
douleurs très vives qui l'empêchaient de se livrer
au sommeil; et, malgré l'application de douze
sangsues qui opérèrent un dégorgement très notable, et l'emploi de tous les moyens appropriés,
les douleurs et une certaine dureté dans la partie
affectée persistèrent pendant plus de quatre mois.
On conseilla à cette malade d'aller à la campagne; elle y a recouvré peu à peu la santé qui ne
fut jamais meilleure que maintenant; ses règles
se sont passées sans accidens, et elle est parfaitement guérie depuis trois ans.

(VAUTHIER, Thèse sur la maladie cancéreuse du 29 avril 1818, p. 11.)

83ᵐᵉ observation.

Récidive de cancer guéri par l'eau à la glace ;

Par POUTEAU.

Au mois de février 1766, Mme de L. M., dame hospitalière de Beaune, âgée de quarante-cinq ans, s'adressa à moi pour un cancer ulcéré du sein droit. Ses menstrues étaient irrégulières, et elle portait un large cautère à chaque jambe.

Le cancer étant sans adhérence aux côtes et sans le moindre engorgement sous l'aisselle, j'en fis l'extirpation. Tout allait pour le mieux lorsqu'environ quinze jours après l'opération, les chairs prirent un mauvais aspect, la plaie fit ressentir des douleurs, et la mauvaise qualité du pus rongea en peu de temps les bords qu'avait rapprochés la cicatrisation. On appliqua d'abord la râpure de carotte qui fit éprouver un soulagement momentané, puis l'eau à la température naturelle fut mise en usage pour toute nourriture.

Dès les premiers jours, le soulagement fut très sensible, le sommeil revint, la fièvre et les sueurs nocturnes s'arrêtèrent, la soif s'éteignit, les cautères, jusque-là presque secs, fournirent une abondante suppuration.

Ce régime fut suivi pendant deux mois consécutifs, ensuite j'accordai un jaune d'œuf délayé dans deux verres d'eau par jour ; la semaine suivante se passa avec deux dans quatre verres, et un peu de crême de riz à l'eau sucrée augmenta le troisième. Peu à peu on augmenta les alimens ce qui procura une entière guérison qui s'est très bien soutenue. Les deux cautères fluent toujours, et cette dame conserve encore un régime très exact.

Cette observation prouve ce que je pense depuis long-temps, que les chirurgiens omettent, après les opérations, la chose la plus importante, le régime.

84me observation.

Tumeurs du sein guéries par divers moyens.

Une fille de vingt-huit à trente ans, sujette aux flueurs blanches , mais d'ailleurs bien réglée, portait à la mamelle gauche deux tumeurs squir-rheuses de la grosseur chacune d'une noix moyenne. Ces deux tumeurs, pendant un an et demi, n'avaient causé d'autre incommodité que de grossir insensiblement, et la malade éprouvait seulement de temps en temps des démangeaisons considérables. On lui avait fait beaucoup de remèdes qui n'avaient produit d'autre effet que de convertir les démangeaisons en douleurs assez vives. M. Dupré de Lisle lui prescrivit un bon régime de vie, l'usage de la tisane de grande bardane et d'enula campana, à la dose d'une pinte par jour, l'application d'un morceau d'écarlate sur la tumeur, et une grande tranquillité d'esprit. Au bout de huit jours, comme elle était pléthorique, il lui fit faire une saignée au bras. Quinze jours après il lui ouvrit un cautère à la jambe. Lorsque le cautère fut bien établi, il commença à la mettre à l'usage du savon mêlé avec le soufre ainsi mélangé :

℞ Savon préparé. , 2 onces.
Soufre purifié. . . demi-once.
M.

La malade prit d'abord 15 grains chaque jour de ce mélange, qu'elle porta ensuite jusqu'à un demi-gros, en buvant un verre de petit-lait par-dessus. Deux mois après l'usage de ce remède, les douleurs se dissipèrent entièrement, et les tumeurs diminuèrent au point qu'au bout de dix mois il n'en restait point de traces. Cette fille s'est bien portée depuis.

(Ouvrage cité.)

85me observation.

Tumeur du sein guérie par divers moyens ;
Par **Dupré de Lisle.**

Une fille de vingt-neuf ans vint me consulter il y a plusieurs années sur un cancer occulte commençant qu'elle avait à la mamelle gauche, qui lui était survenue à la suite d'un coup assez violent. Elle avait été traitée par différentes personnes, sans aucun succès. Cette fille était sujette à des flueurs blanches qui lui occasionaient des douleurs assez vives dans l'utérus, ce qui, joint aux pesanteurs qu'elle y éprouvait, me fit soupçonner un squirrhe de cet organe ; elle était en outre mal réglée.

Quand je vis cette jeune fille, la tumeur du sein avait le volume d'un gros œuf ; elle avait augmenté considérablement depuis un mois, et ses douleurs étaient devenues continuelles et si vives, que la malade ne dormait ni jour ni nuit. Le bras du même côté était lourd et engourdi, au point qu'elle pouvait à peine s'en servir.

Je prescrivis une grande tranquillité physique et morale, et une application de coton bien éparpillé sur le sein, pour éviter toute compression. J'ajoutai que la nourriture devait être douce et peu nourrissante.

Pour boisson ordinaire, on fit usage de petit-lait chargé d'une infusion de fleurs de sureau et d'une dissolution d'un scrupule de terre foliée, de tartre ; deux palettes de sang furent retirées du bras, et dix jours après, un purgatif composé de 2 onces de manne et de 1 once de catholicon double fut administré. J'ouvris ensuite un cautère à la jambe, et prescrivis les pilules suivantes :

℞ Savon. . . . . 2 onces.

Soufre préparé . . . . 1 once.

Coquilles d'œufs calc. demi-once.
Poudre de rac. d'énula
   campana . . . . . . 2 gros.
    Mêlez.

La malade prit d'abord un scrupule de ce mélange, puis elle augmenta jusqu'à un gros en trois prises; un verre de petit lait dans lequel on avait fait infuser des cloportes, était bu après chaque prise. Des fumigations sur le sein furent faites matin et soir, avec du vinaigre et du soufre. Plus tard, on appliqua sur le mal une éponge imbibée d'une dissolution de savon dans du lait, et assujétie au moyen d'une vessie ramaillée dans de l'huile.

Au bout de six semaines de ce traitement les douleurs se calmèrent, le sommeil revint et la tumeur ne parut plus aussi étendue ni élevée.

Je fis ajouter 6 gros de kermès minéral dans la masse pilulaire indiquée plus haut et élever à un gros et demi la dose journalière. Après un mois, je trouvai la tumeur diminuée de moitié et la malade me dit que les douleurs de l'utérus et du bras étaient dissipées. Enfin au bout de trois mois, et en continuant le même traitement, cette fille se trouva totalement guérie et ses règles devinrent plus régulières qu'auparavant.

(Traité du vice cancéreux.)

Les observations qui précèdent et celles qui suivent sont dignes d'un grand intérêt, en ce qu'elles prouvent que rarement un moyen convient seul dans les affections du genre de celles qui nous occupent; comme on le verra plus loin, c'est à varier les agens thérapeutiques, à saisir les indications que l'homme de l'art doit s'appliquer. C'est à ces conditions seulement qu'il obtiendra des succès.

86ᵐᵉ observation.

Tumeur du sein guérie par divers moyens;
Par RIVIÈRE.

Une femme de cinquante ans ayant été affectée d'un cancer à la mamelle depuis trente ans, il lui survint encore d'autres petites tumeurs cancéreuses ulcérées, causant de plus vives douleurs que la grosse tumeur qui datait de plus loin, elles furent entièrement resoutes par la fréquente application d'un mélange d'eau de pavot-rouge, de plantain, et de roses avec le miel rosat et ensuite appliquées seules.

Une autre femme qui avait un cancer ulcéré dans une mamelle, se guérit radicalement avec ce même moyen.

(DUPRÉ DE LISLE, Ouvrage cité.)

Cette observation mérite peu de confiance, ainsi que plusieurs autres de même nature.

87me observation.

Tumeur du sein guérie par divers moyens;
Par DUPRÉ DE LISLE.

Une dame, âgée de trente ans, avait une tumeur squirrheuse à la mamelle gauche. Depuis quelques années, sans qu'aucune cause extérieure y eût contribué, cette tumeur n'était douloureuse qu'à l'approche des règles, alors elle y ressentait des élancemens, et même des douleurs assez vives et poignantes. Les règles étaient presque nulles.

Je prescrivis une saignée du pied et une tisane de grande chélidoine, avec une très petite pincée de safran oriental; douze jours après, la malade prit un purgatif assez doux, et, les jours suivans, une dose matin et soir de la poudre suivante :

Pr. Yeux d'écrevisses préparées } ää 1 gros.
    Soufre préparé

    Safran de mars apéritif
      Id. oriental } ää 2 scrupules.
    Cristal minéral
    Kermès minéral   8 grains.
Pulvérisez et mêlez intimement,
    A diviser en 30 doses égales.

Après l'usage de cette poudre et d'un bon régime de vie pendant deux mois, les règles devinrent plus abondantes et plus régulières qu'à l'ordinaire; les douleurs de la glande se dissipèrent totalement, mais son volume ne diminuait pas.

Je mis alors la malade à l'usage des pilules suivantes :

Pr. Savon préparé pour l'intérieur, 2 onces.
    Soufre purifié,   4 gros.
    Kermès minéral,   5 grains.
    Ethiops martial,   36 grains.

Au bout de quatre mois la tumeur fut diminuée de moitié, et, six mois après, elle ne laissa plus de traces de son existence. Je conseillai cependant un cautère pour prévenir toute récidive; depuis ce temps-là, la dame s'est bien portée.

Je pourrais rapporter plusieurs autres cures de la même nature, dans lesquelles j'ai réussi à détruire le mal par les mêmes remèdes; mais je les passe sous silence, afin de ne pas me répéter inutilement.

(Ouvrage cités.)

88^{mé} observation.

Cancer cicatrisé et tumeur réduite par divers moyens;

Par Dupré de Lisle.

J'ai vu, il y a cinq ou six ans, une dame âgée de soixante-huit ans, forte et bien constituée, qui avait un cancer occulte à la mamelle gauche depuis bien long-temps, produit

par une violente cause externe. Jusque-là cette
tumeur n'avait causé que de légères douleurs,
mais son volume s'était considérablement accru
pendant seize ou dix-huit ans. Son chirurgien
prétendit faire fondre cette tumeur avec des bols
fondans à base de mercure doux, mais quinze
jours après leur usage, elle grossit tellement que
la peau ne pouvait plus se prêter à cette dilata-
tion ; elle était d'une couleur noire livide. Ayant
été appelé, j'aperçus dans le centre de cette tumeur de couleur pourprée, et dont les vaisseaux
étaient variqueux, un point de fluctuation, où la
peau était plus luisante et plus fine. La malade
avait une forte fièvre, et la tumeur étant sur le
point d'abcéder; je la recouvris d'une légère dissolution de savon dans du lait avec le suc de morelle et de solanum, et je conseillai une diète
douce. Deux jours après, la tumeur abcéda et il
se fit un trou considérable d'où découlait une
quantité prodigieuse d'humeurs sanieuses et de
sang noir à demi corrompu. Quelques temps
après une hémorrhagie considérable survint. Je
fis faire des injections avec la dissolution de savon dans le lait additionné de suc de morelle, de
solanum et de ciguë, et d'eau de chaux seconde.
On appliqua sur la tumeur une éponge imbibée
de cette liqueur. A l'aide de ces moyens, la suppuration devint louable, la tumeur diminua considérablement, au point que deux mois après,

elle était au moins réduite des trois quarts et l'ulcère cicatrisé.

Cette tumeur resta ainsi et sans causer de douleurs.

Prenez : Savon,   ℥ j

       Faites dissoudre dans deux chopines de lait.

Ajoutez ensuite :

Suc de morelle,

Id.   ciguë,   }   āā ℥ jj

Id.   solanum,

En imbiber une éponge qu'on appliquera sur les tumeurs en changeant matin et soir.

(Ouvrage cité.)

89me observation.

Cancer ulcéré guéri par les emménagogues;

Par M. BOUCHEREAU, *chirurgien-major de Royal cavalerie.*

Une religieuse du couvent de la congrégation de...., âgée de vingt-quatre à vingt-cinq ans, portait depuis plusieurs années à la mamelle gauche un ulcère qui avait occasioné le gonflement du bras correspondant. L'usage long-temps continué de l'extrait de ciguë préparé à la manière de Storck par le conseil du médecin et du chirurgien du couvent, fut administré sans aucun effet avantageux. On eut recours au fondant de Rotrou et l'on purgea la malade tous les douze jours avec la poudre alexitère du même auteur. Le turbith minéral et nombre d'autres médicamens furent aussi employés sans succès et ne firent qu'aggraver le mal. Après un an de repos je vis la malade et j'appris que les règles s'étaient supprimées, en même temps que le développement de la tumeur du sein et de l'apparition des douleurs, que ces douleurs étaient plus vives à chaque époque menstrelle ; enfin, qu'une hémorrhagie avait lieu deux ou trois jours tous les mois par la surface ulcérée. Je prescrivis alors une macération de deux gros de poudre de sabine, de rue, de safran et une demi-once de sel de rivière dans une bouteille de vin blanc à prendre en quatre ou cinq jours matin et soir. On appliqua deux fois par jour des compresses imbibées d'une décoction d'aristoloche rouge, additionnée d'extrait de saturne sur la mamelle ulcérée. Après trois mois de ce traitement, les règles revinrent comme avant la maladie et la guérison fut parfaite. Deux ans après, cette religieuse jouissait d'une bonne santé avec un embonpoint extraordinaire.

Ainsi donc, voilà 89 cancers ou tumeurs plus au moins suspectes des mamelles, qui ont été guéris sans aucune opération à savoir :

22 Par les antiphlogistiques.
13 Par la compression.
15 Par la ciguë.

6 Par la gangrène.
5 Par le muriate de baryte.
5 Par la carotte.
4 Par la belladone.
3 Par l'ammoniaque.
2 Par le sedum âcre ou vermiculaire.
2 Par le remède de Pissier.
1 Par le phosphate de fer.
1 Par le sirop de vitalbe.
1 Par la digitale.
1 Par l'iodure de potassium.
1 Par métastase.
1 Par l'hydrochlorate d'or.
1 Par les efforts de la nature.
1 Par l'eau froide.
6 Par des moyens divers.

Total 89.

Maintenant, si à ce nombre on ajoute encore les cas que divers auteurs donnent comme des guérisons, mais qui ne nous ont pas paru assez détaillés, ou assez concluans pour être rapportés textuellement, on réunira un chiffre imposant, digne de fixer l'attention des plus incrédules, et de prouver que l'opération est souvent inutile, qu'on ne doit pas abandonner le mal à la nature. Par exemple : on trouve :

6 cas de tumeurs ou engorgemens du

sein, guéris par les antiphlogistiques.
Robert. (*Ouvrage cité.*)

6 autres cas de même nature, guéris par
le même moyen, par M. Treille, dans
Robert. (*Ouvrage cité.*)

2 tumeurs scrotales, guéries par le même moyen, par M. Fallot de Namur.
(*Ouvrage cité.*)

1 ulcère cancéreux de la lèvre inférieure, de même, *par le même.*

2 sarcocèles, guéris radicalement, idem,
par Puel. (*Ouvrage cité.*)

1 cancer ulcéré du sein, de même, par
son fils. (*Même ouvrage.*)

1 tumeur du testicule, guérie encore par
Fearon. (*Ouvrage cité.*)

1 cancer du col de la matrice, guéri
par M. Baudelocque. (*Archives générales de médecine*, t. 8, p. 285.)

1 cas de récidive de cancer du sein,
guéri par Didier, par la diète lactée.
(*Traitement des tumeurs cancéreuses,*
1816, p. 115.)

12 tumeurs et ulcères du sein, et diverses
parties du corps, guéris par Younk,
par la compression. (*Ouvrage cité.*)

28 cas, idem rapportés, par M. Récamier.
(*Ouvrage cité.*)

23 cas de même nature, guéris par Storck,
au moyen de la ciguë.

4 tumeurs du sein guéries aussi par la
ciguë, par M. Buissonnat, médecin
pensionné de Belleville-en-Beaujolais.
(*Journal de Vandermonde*, 1787, t. 70,
p. 449.)

3 cas de même nature, guéris de même
par M. Lemoine fils, D. M., pensionné
du roi, sur la marine de Brest, exer-
çant à Pontyri. (*Même ouvrage*, 1766,
t. 25, p. 34.)

1 autre cas d'ulcère cancéreux de la face,
guéri par un anonyme, aussi par la
ciguë. (*Même ouvrage*, 1762, t. 6,
p. 40.)

3 ulcères cancéreux des jambes, guéris,
au moyen de la gangrène, par M. Rigal. (*Ouvrage cité*.)

1 cas d'engorgement cancéreux de la
mamelle, guéri par le même moyen et
cité par Vauthier. (*Thèse sur la maladie cancéreuse*, 1813, n° 43, p. 30.)

42 tumeurs ou ulcères cancéreux des diverses parties du corps, guéris par la
carotte, par Bridault. (*Ouvrage de
Robert*.)

1 cancer ulcéré de la joue, guéri aussi

par la carotte, par Robert. (*Même ouvrage.*)

1 cancer considérable du sein, par M. Collignon, par la belladone. (*Journal de Vandermonde*, 1761, t. 14, p. 14.)

3 cas d'ulcères cancéreux, par Alibert, par le sedum âcre. (*Traite des dermatoses.*)

3 autres cas de même nature de la face et du sein, guéris, par le même moyen, par M. Lombard, chirurgien, de Strasbourg. (*Ancien journal de médecine*, t. 38, p. 386.)

1 autre cas idem de l'aisselle, par Quesnay. (*Traité de la saignée.*) Encore par le sedum âcre.

3 autre cas de la face et des membres, par Vernet. (*Ouvrage cité.*)

1 cancer ulcère de la mamelle, guéri, par le remède de Pissier. (*Ouvrage cité.*)

23 cancers guéris par le fer, par Richard Carmichael. (*Journal de médecine*, 1816, t. 57, p. 591.)

1 squirrhe du sein, guéri, par l'iodure de potassium, par M. Friek. (*Gazette des Hôpitaux*, 1843, n° 139.)

1 tumeur du sein, guérie, par un emplâtre résineux, par Hildan. (*Ouvrage cité* de Dupré de Lisle.)

1 cancer ulcéré, guéri, par le quinquina, par Steidel. (*Ouvrage cité* de Von Mittag, p. 52.)

1 autre cas de cancer, guéri, par une forte lessive de cendres, par Barker. (*Ouvrage cité* de Robert, p. 151.)

1 tumeur du sein, guérie, par la poudre de pensée sauvagée à l'intérieur, par Strack. (*Même ouvrage*, p. 143.)

2 cancers guéris, par la décoction de têtes de pavots, par Rivière. (*Même ouvrage*, p. 144.)

1 cancer de la lèvre inférieure, guéri, par les mercuriaux, par M. le docteur Dalmas fils. (*Ouvrage cité* de M. Prus, p. 145.)

1 cancer du rectum, guéri, par le même moyen, cité par Boyer. (*Même ouvrage*.)

2 carcinômes, guéris, par la morelle en cataplasme, par Alibert. (*Dictionnaire des sciences méd.*, art. dartre, p. 83.)

1 cancer de la lèvre supérieure et de la langue, guéri, par les lézards à l'intérieur. (*Ouvrage cité* de Robert.)

1 autre cas de cancer ulcéré du sein sur une dame de Cadix, guérie par le même moyen. (*Même ouvrage*.)

Total. 192

Sans doute, on trouverait dans les ouvrages et surtout dans les journaux allemands, anglais, américains, italiens et même français un grand nombre de faits analogues aux précédens, mais nous avons trouvé ceux-ci suffisans pour fixer l'attention et faire revenir les médecins à des opinions plus rationnelles et plus consolantes que celles qui ont régné jusqu'à ce jour.

Le nombre de guérisons du cancer serait encore plus considérable, si différens auteurs tels que *Fearon, Ledran, Younk, Robert, Fuzet-Dupouget, Buchan* et une infinité d'autres eussent rapporté toutes celles qu'ils disent avoir par devers eux. D'ailleurs il serait facile de l'augmenter encore en rapportant les exemples de guérisons de cancer , d'affections regardées comme telles de la matrice, de la vessie, du rectum, de la face, de l'œil, de la bouche, de la langue, de l'estomac, etc., et des diverses parties du corps que l'on trouve dans les auteurs.

Nous ne passerons pourtant pas sous silence un certain nombre de faits dans lesquels le traitement s'est montré utile, soit pour assurer le succès des opérations qu'on avait pratiquées, soit pour améliorer la position des malades chez lesquels elles n'avaient pas été jugées praticables, et qu'à cet effet nous nommons *probantes* : enfin , elles prouveraient, au besoin que dans toutes les maladies, et particulièrement dans celles dont il

s'agit ici, le médecin peut toujours soulager et
que c'est à la fois un devoir scientifique et huma-
nitaire de ne jamais abandonner les malades et
de toujours espérer.

Récidive de cancer guérie par l'eau froide.

Madame M..., âgée de quarante ans, d'un tempérament sanguin et d'une constitution très
mobile avait éprouvé pendant une longue suite
d'années, des chagrins cuisans et profonds occa-
sionés par la violence que ses parens n'avaient
cessé d'employer pour la contraindre à embrasser
l'état monastique. Rendue à la liberté, elle contracta un mariage dont elle n'eut point d'enfans.
Les règles se supprimèrent à 48 ans, il survint
alors dans le sein gauche un cancer dont le volume devint énorme et que l'on fut forcé d'extir-
per. L'opération fut faite avec succès, mais un
an après, un cautère que l'on avait établi à cette
occasion au bras gauche devint le siege de douleurs lancinantes, profondes, intolérables, accompagnées d'un engorgement sensible du pe-
rioste de l'humérus, d'un boursouflement considérable des chairs du cautère qui formaient
autour de la boule qu'on y introduisait, un bourrelet volumineux, dur et brunâtre. La suppression
du corps étranger, les applications émollientes et

sédatives, plusieurs dégorgemens locaux opérés par les sangsues, le repos le plus absolu, un régime sévère, rien ne put suspendre la violence des douleurs et dissiper les symptômes qui les accompagnaient. La malade fut mise à l'usage exclussif de l'eau froide et de la glace qui pendant près d'un mois tinrent lieu de toute nourriture: alors seulement les douleurs et l'engorgement se dissipèrent, le bourrelet charnu s'affaissa et la plaie du cautère se cicatrisa solidement. On reprit le régime ordinaire, mais les douleurs reparurent et à deux reprises il fallut en revenir à l'usage intérieur de l'eau à la glace pour obtenir une guérison solide.

(ROUZET. Recherches et observations sur le cancer, page 355.)

Cette observation est d'autant plus intéressante, qu'elle semble prouver le déplacement de l'affection cancéreuse et qu'elle se trouve dans un auteur qui regarde le cancer comme un organe *accidentel* incurable, et auquel on ne peut jamais opposer qu'un traitement palliatif.

Diathèse cancéreuse guérie par l'eau froide et les pilules d'antimoine;

Par POUTEAU.

La dame Buignet, âgée de cinquante ans, fut opérée, en présence et de l'avis commun de MM. Fluraut et Aubermon, d'une tumeur cancéreuse ulcérée de la grosseur du poing qu'elle portait à la mamelle gauche. La plaie fut heureusement conduite à cicatrisation ; quelques heures après les douleurs reparurent ; mais elles cédèrent facilement à quelques remèdes.

Au bout d'une année, des douleurs générales obligèrent cette malade à garder le lit. Environ un an après leur apparition, la cuisse se cassa en voulant la soulever pour la mettre au lit. Appelé aussitôt, je n'osai travailler à la réduction de cette fracture à cause de la tuméfaction et là sensibilité extrême de cette partie. Je croyais d'ailleurs le mal sans remède, ayant eu plusieurs occasions de voir l'impossibilité de sonder de pareilles fractures. Je fis cependant prendre l'eau à la glace pour toute nourriture, à laquelle je joignis l'usage de pilules faites avec un dragme de beurre d'antimóine pour deux onces de magnésie du poids de deux grains chaque. Leur nombre fut élevé par gradation jusqu'à dix. Au bout d'un mois, une salivation singulière et abondante obligea d'en cesser l'usage ; mais on continua l'eau à la glace pendant deux mois consécutifs. Par ce régime, les douleurs furent bientôt calmées, et les pièces de l'os cassé se soudèrent assez solidement pour que la malade pût, après un certain temps, se servir de cette cuisse. MM. Dussausoy, Fluraut, Aubernon et Guérin, ainsi que M. Brosse, médecin à Mâcon, examinèrent cette cuisse et virent avec surprise cette soudure inespérée. Cette femme survécut plus de deux ans à cette guérison et mourut hydropique.

Cette observation est remarquable à plus d'un titre, elle prouve d'abord ce qu'on savait déjà, que la diathèse cancéreuse rend les os fragiles, mais elle prouve qu'on peut obtenir la guérison et la soudure des fractures, ce qui n'avait pas encore été observé. Enfin, il paraîtrait que ce serait au traitement et surtout à l'usage de l'eau froide qu'on serait redevable de ce résultat.

Tumeur du sein améliorée par la compression;

Par M. Récamier.

Mme L..., âgée de trente ans environ, portait une tumeur ovoïde située à la partie interne du sein gauche. La méthode de la compression fut appliquée; en quelques semaines la tumeur fut diminuée et rendue si mobile, que, lorsqu'en raison des craintes de la malade, M. le professeur Dupuytren extirpa les restes de la tumeur, elle fut extraite avec la plus grande facilité par une simple incision.

C'est un de ces cas qui se présentent très souvent et dans lesquels les tumeurs restent stationnaires sans menacer l'existence des malades par une diathèse.

Cancer du [sein amélioré par la compression ;

Par YOUNK.

Élisabeth Thomas, veuve, ayant eu des enfans, portant prématurément les traces de la vieillesse, quoique n'étant âgée que de quarante-six ans, d'une constitution usée, éprouvant habituellement un trouble dans les fonctions digestives, portait au sein droit un ulcère circulaire de trois pouces de diamètre. Il s'en écoule un pus abondant et ichoreux, ce qui exige au moins trois pansemens par jour. La tumeur est irrégulièrement triangulaire, elle est dure, inégale au toucher. Depuis un an, la malade, privée de sommeil, est en proie à la douleur. On applique solidement sur l'ulcère et le squirrhe, après les avoir saupoudrés de craie pulvérisée, des bandelettes emplastiques et quelques compresses de toile que l'on maintient uniformément par six tours de bande. On administre à l'intérieur le calomel et la digitale. La malade supporte la compression sans douleur. Le traitement commença le 26 septembre 1814. Le 9 octobre, on augmenta la compression en ajoutant quelques lames de métal et en serrant avec plus de force les tours de bande. Le 13 octobre, la suppuration avait diminué d'un quart et était d'une meilleure nature;

la santé générale s'était améliorée, le squirrhe avait moins de volume et était moins dur au toucher. Le 21 octobre, l'amélioration continue, l'ulcère prend un bel aspect; on augmente encore la compression. Depuis cette époque jusqu'au 8 novembre, l'amélioration avait continué, mais le 17 du même mois, la santé générale s'altéra, les glandes de l'aisselle s'étaient tuméfiées et étaient devenues douloureuses au toucher, la peau s'était ulcérée. Le 21, on apprit que cette femme avait commis des excès de vin. Cependant, la compression fut continuée, l'ulcère tendait toujours à se cicatriser, et la tumeur à diminuer de volume. Mais, la malade continuant de négliger sa santé et d'entretenir sa maladie des intestins et du foie par l'abus des liqueurs spiritueuses, s'infiltra, s'affaiblit de plus en plus et mourut le 31 décembre, lors même que sa tumeur et son ulcère continuaient à éprouver, de la part du traitement local que l'on n'avait cessé d'employer, une amélioration très sensible.

(Ouvrage cité, 1827. Tome XIV, page 91.)

Rarement on obtiendra ce résultat de la compression.

Tumeur du sein opérée avec succès après avoir fait usage de la ciguë.

Madame R..., âgée de cinquante-quatre ans,

d'un tempérament bilioso-nerveux, et d'une faible complexion , s'aperçut qu'elle avait au sein gauche une petite grosseur qui restait toujours dans le même état, et qui ne lui occasionait aucune espèce de douleur. Cinq à six mois après, elle augmenta, et des élancemens s'y firent sentir ; elle conçut de l'inquiétude ; la maladie fit des progrès et était fort avancée lorsqu'elle consulta M. M..., docteur-médecin.

Les bains, l'eau de carottes, les cataplasmes de farine de lin et un cautère furent conseillés ; ensuite elle fut mise à l'usage des pilules de ciguë ; on appliqua des cataplasmes de ciguë fraîche. Après avoir suivi ce traitement pendant un an sans succès, elle fut opérée à l'âge de cinquante-six ans ; elle continua le traitement interne long-temps après l'opération, et elle est guérie sans récidive depuis dix ans.

(VAUTHIER. Ouvrage cité , 8e observation, page 35.)

Récidive de cancer guérie par l'usage de la ciguë.

Une dame, âgée de soixante-deux ans, éprouva les mêmes symptômes que madame Ch...., suivit le même traitement pendant quinze mois sans amélioration, et fut opérée dans sa soixante-troisième année. Après l'opération, le traitement interne fut regardé comme inutile et rejeté ; mais

la plaie ayant pris un mauvais aspect, il fut re-
commencé. La plaie devint belle, et surtout annonça la cicatrisation, qui eut lieu en peu de
temps. La ciguë continuée et l'eau de carottes
avec le sirop antiscorbutique ont empêché les ré-
cidives, et depuis onze ans elle jouit d'une bonne
santé.

L'auteur ajoute :

Trois autres dames, depuis l'âge de trente-cinq
à soixante ans, opérées à peu près dans le même
temps, sont mortes trois ou quatre mois après
l'opération, de la suite de leurs plaies ou de ré-
cidives. Elles n'avaient point fait usage de la
ciguë.

J'ai rapporté ces observations pour prouver
que la ciguë, employée dans les périodes déjà
anciennes de la maladie, avant et après l'opération, peut être efficace pour prévenir la récidive.

(VAUTHIER, Ouvrage cité, page 36.)

Ces observations ne me paraissent pas susceptibles d'objection de la part de ceux qui opèrent de but en blanc sans
traitement préparatoire, ni médication à la suite de l'opération.

M. Fuzet-Dupouget fils, docteur-médecin, ins-
pecteur-adjoint des eaux thermales de Saint-Lau-
rent, rapporte trois observations de cancers ulcérés du sein et des glandes du cou qui ont été,
sinon guéris, du moins beaucoup amendés par
l'usage de l'oxiphosphate de fer.

Dans le premier cas, l'engorgement des glandes cervicales succéda à l'extirpation d'un cancer ulcéré de la lèvre inférieure, et, dans les deux autres, c'est après la cessation des règles que les tumeurs du sein sont apparues. Dans ces trois cas, la diathèse cancéreuse était établie par le teint jaune paille, et le caractère des ulcères par des bords renversés, une couleur grisâtre, une suppuration d'un roux jaunâtre, d'une odeur infecte et des douleurs lancinantes. L'oxiphosphate de fer employé en poudre intérieurement et extérieurement en lotions a produit presque momentanément, dans les trois cas, la disparition des douleurs et de l'odeur et un meilleur aspect des ulcères. Par ce moyen, le sommeil et l'appétit sont revenus, et la mort est arrivée sans souffrances, et comme elle arrive dans la plupart des maladies chroniques.

M. le docteur Duparcque rapporte également qu'il a employé l'oxiphosphate de fer à l'intérieur et en injection contre un cancer ulcéré de la matrice, qui avait totalement détruit le col de cet organe, causant des douleurs intolérables et donnant lieu à un écoulement continuel d'une quantité prodigieuse de sérosité incolore; la malade, complétement décolorée, et comme transparente, exténuée, ne pouvait plus quitter le lit. Huit jours après l'emploi de l'oxiphosphate de fer, les douleurs avaient complétement cessé, l'appétit était revenu, les forces grandirent au point que la malade se leva, marcha et put supporter son transport à quinze lieues de Paris.

Cancer du sein traité par l'iode et la diète absolue.

Une femme, âgée de trente-neuf ans, d'une forte constitution, et qui avait constamment joui d'une bonne santé, perdit, il y a quelques années, son premier mari, dont elle n'avait point eu d'enfant; s'étant remariée, elle ne tarda pas à devenir enceinte. Ce fut alors seulement qu'elle fit remarquer à son médecin un endurcissement indolent dans le sein gauche, l'attribuant à un coup reçu sur cette partie plusieurs années auparavant. Après l'accouchement, la douleur se manifesta dans la partie malade, les glandes axillaires et quelques autres du sein se tuméfièrent; les douleurs devinrent lancinantes, et le mal négligé fit des progrès tels, que l'amputation du sein devint la seule voie de salut; mais la malade ne voulut pas s'y soumettre, et passa une année entière dans les plus cruelles souffrances. M. de Busch fut enfin appelé; mais l'étendue du mal ne permettait déjà plus de recourir à l'instrument tranchant. Ce médecin fit d'abord appliquer un certain nombre de sangsues sur le sein malade, qu'on couvrit ensuite avec un emplâtre de ciguë. Il prescrivit enfin à l'intérieur la mixture suivante : Tinct. iod. et aq. fl. nap. ãã 4 gram. à la dose de dix gouttes par jour dans de l'eau sucrée : et, à l'extérieur, des frictions sur les glandes axillaires avec une quantité de pommade d'iode, répondant au volume d'une lentille. Ce traitement fut continué pendant quinze jours sans amélioration notable dans l'état de la malade; quelques portions durcies se détachaient du sein, après un léger travail inflammatoire à leur pourtour. M. Busch suspendit l'usage de l'iode à l'intérieur pour essayer l'influence de la diète si vantée par le docteur Struve. Dès les premiers jours, les douleurs augmentèrent; plusieurs portions du sein se détachèrent à la suite d'un surcroît d'inflammation; mais bientôt les glandes axillaires diminuèrent, et la plaie, au lieu d'une sanie âcre et fétide, commença à fournir un pus d'assez bonne qualité : la santé générale se soutenait, le sommeil revint peu à peu; six semaines après, la plaie présentait le meilleur aspect, et commençait même à se cicatriser : il ne restait qu'une très petite portion malade; mais celle-ci sécrétait un ichor qui retardait la guérison de la partie avec laquelle il était en contact. Sur ces entrefaites, la malade commit quelques écarts de régime, et refusa de se soumettre davantage à la diète presque absolue qu'elle observait depuis deux mois; les frictions avec la pommade d'iode furent seules continuées. A dater de ce moment tous les accidens reparurent, la plaie revêtit le plus mauvais aspect, et, après quatre mois de souffrances atroces, l'infortunée malade succomba victime de son imprudence.

(Bulletin des sciences médicales, tom. V, page 150.)

Cette observation est la représentation de ce qui se passe chez beaucoup de malades, mais ce n'est pas moins un encouragement pour le médecin; elle laisse présumer qu'avec plus de docilité le succès aurait pu être complet.

Tumeur du sein améliorée par le cuivre;

Par M. Von Mittag.

Une dame de cinquante-deux ans, dont la mère était morte d'un cancer, et qui avait eu des glandes scrofuleuses dans son enfance, portait depuis deux ans à la mamelle gauche une tumeur squirrheuse de la grosseur du poing, avec une autre glande squirrheuse sous l'aisselle du même côté, de la grosseur d'une fève de marais. Un suintement ichoreux coulait du bout du mamelon.

Plusieurs remèdes essayés pendant six mois furent sans succès; nous prescrivîmes environ huit grains, matin et soir, d'ammoniaque cui-

vreux incorporé dans l'extrait de ciguë de la manière suivante :

    ℞ Fleurs ammoniacales cuivreuses

        de l'émery   ʒ ß

    Extrait de ciguë   ʒ j

Un régime affaiblissant fut suivi.

Au bout d'environ cinq semaines, le sein était
considérablement diminué, la tumeur était divi-
sée en plusieurs lobes qui étaient mobiles.

Au bout de trois mois, ayant doublé la dose
du remède, le mieux allait croissant, et il ne
restait plus qu'une portion de tumeur qui s'étendait sous la peau; mais ayant cessé le remède,
le mal revint aussitôt, et elle en mourut deux ans
après.

(Mémoire cité, page 63.)

Cancer ulcéré, guéri par le suc gastrique.

Je fus appelé pour voir une fille âgée de trente-
huit ans, fort grasse, qui portait au sein, depuis
environ deux mois, une tumeur squirrheuse du
volume d'un œuf de poule et qui était le siége
d'élancemens. Un chapelet de petites glandes s'é-
tendait de la tumeur à l'aisselle, et une, entre
autres, me fit rejeter l'opération à cause de son
volume.

J'employai inutilement les remèdes internes

les plus puissans, et je fis porter une peau de chamois très souple. Malgré ces précautions, les tégumens s'enflammèrent et s'ouvrirent après de violentes douleurs. Cet ulcère fit en peu de temps des ravages considérables, et malgré l'application de poudre, de feuilles de ciguë et de jusquiame, ou d'un mélange de pommade de Goulard et d'opium, il s'étendait chaque jour et les douleurs devenaient insupportables.

Je conseillai l'usage du suc gastrique qui ne tarda pas à calmer les douleurs, à nétoyer les chairs fongueuses et à amener une bonne suppuration qui remplaça l'ichor qui en suintait auparavant. N'osant attribuer d'aussi beaux succès à ce moyen, je le cessai, et aussitôt l'amélioration s'arrêta, les chairs devinrent pâles et blafardes ; je repris alors le suc gastrique qui les revivifia bientôt. A plusieurs reprises, j'ai répété ces expériences qui ont constamment eu le même résultat.

Cette malade, ayant été transportée à l'hôpital de Genève, M. Terras, mon collègue, alors en fonction, continua l'usage du suc gastrique et réduisit cet ulcère, qui avait primitivement trois pouces de diamètre, à la grandeur d'une pièce de 12 sous, de manière à faire espérer une parfaite cicatrice ; mais cette fille, se croyant déjà guérie, voulut sortir de l'hôpital, et peu de temps après nous apprîmes que son cancer avait repris sa progression, et la fit bientôt périr.

(Journal de Vandermonde, t. 73, page 13) (1).

Cancer ulcéré traité par le suc gastrique.

La femme d'un maître charpentier, âgée de cinquante-deux ans , avait au sein gauche un cancer qui l'avait exposée plusieurs fois à perdre la vie, soit par des hémorrhagies répétées, soit par le repompement de l'humeur cancéreuse qui occasionait des aphthes considérables de la bouche à l'anus. J'avais employé contre cette horrible maladie tous les remèdes usités sans pouvoir arrêter sa progression sous l'aisselle et la partie supérieure de la poitrine. Je me servis du suc gastrique que je vidais dans les excavations ; je fis prendre aussi des lézards, et j'eus la satisfaction de voir les douleurs se dissiper complétement dès le second jour ; l'odeur s'anéantit et la cicatrisation de quelques parties de cette plaie se fit. Pendant quatre mois qu'elle vécut encore, j'eus le bonheur d'amoindrir ainsi les souffrances de cette malheureuse.

(Journal de Leroux, vol. 73, page 13.)

---

1) Nous dirons plus comment on obtient le suc gastrique.

Tumeur du sein traitée par le cautère;

Par Dupré de Lisle.

Une dame d'un tempérament fort humide, consulta un médecin, il y a quatorze ou quinze ans, pour des glandes squirrheuses qu'elle avait à la mamelle gauche et qui lui occasionaient des douleurs lancinantes. On lui prescrivit l'usage des pilules de ciguë qu'elle augmenta progressivement jusqu'à un gros par jour pendant très long-temps, mais elle n'en retira aucun avantage. Je lui conseillai de se faire appliquer un cautère au bras, de tenir la partie squirrheuse le plus mollement possible et de la couvrir seulement d'un morceau d'écarlate ; je prescrivis encore d'autres remèdes internes. Depuis ce temps, il y a 10 ans, les douleurs se sont dissipées et la grosseur du squirrhe a diminué de moitié.

(Ouvrage cité, page 156.)

Il est à regretter que l'auteur de cette observation ne rapporte pas les remèdes internes qu'il a mis en usage.

Fongus cancéreux du sein, guéri par l'onguent de cataputia;

Par M. Norfolx, *chirurgien.*

Une femme de trente ans environ, sujette aux

ulcères cutanés des jambes, fit un enfant qu'elle commença à nourrir. La mamelle droite s'enfla peu à peu après l'accouchement de manière à empêcher l'enfant de téter. Des lotions avec l'esprit de vin ayant été pratiquées, le mal empira, la malade garda le lit pendant trois semaines et sévra son enfant. On appliqua ensuite des cataplasmes émolliens qui donnèrent lieu à l'ulcération du sein et à une suppuration abondante, épaisse et sanieuse. Un fongus apparut au centre de l'ulcération et résista à la cautérisation avec le vitriol et à l'ablation avec des ciscaux.

Une consultation ayant été provoquée, on trouva le sein endurci, la peau enflammée, les veines adjacentes enflées et un fongus saillant large d'un pouce; une matière fétide sortait de la plaie, des élancemens douloureux se faisaient sentir, l'insomnie avait lieu et les règles étaient suspendues depuis trois mois. On administra deux purgatifs, et deux saignées furent faites dans l'espace d'une semaine. On fit des lotions rafraîchissantes, une application d'onguent nutritum sur le fongus et d'emplâtre de saturne sur tout le sein, et une diète convenable fut observée.

Après cinq semaines de ce traitement, le sein était moins dur et la suppuration moins fétide. Le fongus persistant toujours, on en fit l'amputation et douze jours après la cicatrice était établie, mais un nouveau fongus reparut aussitôt et persista avec opiniâtreté, malgré la cautérisation avec le précipité rouge.

Pendant une semaine la malade prit chaque jour cinq pintes de décoction de bois de Gayac, tandis que des cataplasmes résolutifs étaient appliqués sur le sein ; mais ce fut sans résultat, car le fongus augmentait toujours. On le recouvrit de compresses imbibées de l'onguent de cataputia ainsi préparé :

$\quad$ ♃ : Mercure . . . . . . ℥ ß

$\quad$ Eau de Chaux. . . j ℔.

Filtrez :

$\quad$ ♃ : du mélange précédent. ⎱

$\quad$ Plomb noir. . . . . ⎰ $\bar{a}\bar{a}$ un scrupule.

Suc épaissi en forme d'extrait de cataputia.. . . . . ℥ j

$\quad$ F. S. A.

On continue de prendre à l'intérieur la décoction de Gayac. Dix jours après, une inflammation des lèvres de la plaie eut lieu et une suppuration consécutive, enfin le fongus disparut après quinze jours de l'application de l'onguent de cataputia et l'ulcère se cicatrisa. Les cataplasmes furent cependant continués pour compléter la guérison. Deux mois après, les règles reparurent et la bonne santé se maintint.

Cancer de l'utérus guéri par l'acide prussique.

Ledocteur Bruni, chez une femme arrivée au dernier degré de dépérissement et prête à succomber, essaya l'acide hydrocianique de Schéele et l'administra à la dose de quatre *dinari*, dissous dans quatre livres de décoction d'orge, en injection dans le vagin quatre fois par jour, tandis qu'il donnait à l'intérieur l'aloës et la ciguë.

L'injection produisit d'abord quelques cuissons, puis la malade rendit quelques fragmens de membranes charnues par la vulve, les douleurs diminuèrent et la malade reprit des forces et de l'embonpoint. Cinq mois après, la guérison était complète et les règles avaient repris leur cours naturel.

(Journal des progrès, 1828, vol. X, page 239)

Malgré notre intention de ne rapporter dans ce travail que les faits qui se rattachent aux maladies du sein, nous avons cru devoir consigner celui-ci, ainsi que quelques autres, pour encourager l'homme de l'art et lui fournir quelques moyens de plus à mettre en usage.

Récidive de cancer traitée par divers moyens ;

Par MAUNOIR.

Une dame portait au sein droit une tumeur cancéreuse dont l'origine lui était inconnue. Les douleurs et les élancemens étaient devenus si violens qu'elle ne pouvait goûter un seul instant de repos. L'amputation du sein fut pratiquée. La cicatrisation se faisait lentement et tout annonçait qu'elle ne serait complète de long-temps, car des bourgeons charnus, fongueux et blafards s'élevèrent du fonds de la plaie dont les lèvres se renversèrent. Des applications toniques furent aussitôt faites sur la solution de continuité. Une forte dose d'ipécacuanha, de pilules de *Fuller*, prises pendant long-temps et un régime fortifiant et tonique ne tardèrent pas à amener la cicatrisation, et la guérison complète ne se fit pas attendre.

(Annales de clinique de Montpellier, t. 1, page 193.)

Cette observation est une preuve nouvelle que tout traitement à la suite de l'opération n'est pas inutile.

Cancer ulcéré de la face, guéri par la liqueur de Pearson modifiée (1).

Le 3 juillet 1810, je fus consulté, dit le docteur Odier, par une infortunée paysanne, âgée de quarante-trois ans, demeurant à quelques lieues de chez moi et qui depuis onze ans était affectée d'un énorme cancer occupant le front, le nez, les joues, les paupières, les lèvres et pour lequel elle avait inutilement employé toutes sortes de

(1) L'auteur n'indique pas sa modification.

remèdes et qui présentait l'aspect le plus hideux.
Je lui conseillai de se laver matin et soir avec
une infusion de sureau dans un verre de laquelle
on verserait douze gouttes de la liqueur minérale
de Pearson et de prendre par jour cinq à six gouttes de cette solution en douze doses graduellement augmentées dans un verre d'eau, le tout
sous la direction d'un médecin de son village.
Elle ne tarda pas à s'en trouver mieux, et le 8
octobre, jour auquel elle vint me voir pour la
dernière fois, le front, les joues, les paupières,
le nez étaient entièrement cicatrisés.

(Robert, ouvrage cité, page 148.)

Cancer ulcéré de la face, guéri par les préparations d'or ;

Par le professeur Duportail, *de Montpellier.*

Un ulcère cancéreux, rongeant la lèvre supérieure et les parties molles du nez et de la joue
gauche, et qui avait carié l'os du nez et le maxil-
laire supérieur, ayant résisté au traitement ordinaire, employé par M. le docteur Payen, celui-
ci appela en consultation M. Duportail, qui proposa les préparations d'or du docteur Chrestien.
En conséquence, le malade s'est frictionné tous
les jours les gencives avec le muriate d'or triple
et de soude. Il a aussi avalé de l'oxide d'or pré-

cipité par la potasse, et des pilules d'extrait de jusquiame blanche, de ciguë et de volvotte. L'ulcère a été journellement détergé avec le laudanum liquide de Sydenham, il a été saupoudré avec le quinquina rouge et le camphre, et pansé avec un digestif dans lequel entrait l'oxide d'or.

A l'aide de ce traitement, M. Duportail a vu guérir, sans récidive aucune, cet ulcère repoussant, qui n'aurait pas tardé à faire périr ce malheureux. Deux mois environ ont suffi pour le rendre à la santé la plus parfaite.

(Journal général de médecine, t. XL, page 289.)

Cancer traité par la térébenthine.

Le professeur Lassus dit avoir vu un empirique employer, pendant trois mois, de la térébenthine dont il imbibait des étoupes, sur un cancer incurable. La tumeur s'adoucit, devint moins douloureuse, tous les symptômes fâcheux disparurent, et peu s'en fallut que l'ulcère ne fût cicatrisé.

(ROBERT, ouvrage cité, page 147.)

Ces observations, dont le nombre pourrait être accru de plusieurs centaines, prouvent que dans aucun cas il ne faut désespérer ni cesser de combattre. Car ce n'est que par la persévérance et la variété dans les moyens qu'on peut obtenir des succès.

Total 21 observations probantes.

⌐ En réunissant ces trois catégories d'observations, on trouve :

    89 cas de guérisons avérées.

    192 cas que les auteurs donnent comme telles: ce qui prouve du moins que la situation des malades a été considérablement améliorée.

    21 cas dans lesquels les malades ont vu leurs souffrances se dissiper et leur existence se prolonger pendant longtemps.

TOTAL 302 cas de guérisons sans opération.

On est véritablement surpris du chiffre de ces observations qu'il serait encore possible de grossir; et on ne conçoit pas , d'après cela, que les chirurgiens se soient toujours montrés si enclins à l'opération. Faut-il l'attribuer à l'habitude de manier les instrumens? au désir si naturel de délivrer promptement les malades d'une tumeur qui résiste parfois à tous les agens thérapeutiques! nous l'ignorons; mais les observations qui précèdent prouvent suffisamment que l'on ne doit pas toujours en agir ainsi.

On objectera sans doute que tous les cas que nous venons de rapporter ne sont pas des cancers. Nous le croyons également, mais il faut convenir que la plupart sont de ceux qu'on opère chaque jour ou qu'on abandonne à la nature, c'est-à-dire à une mort certaine et douloureuse. Du reste, ce n'est pas contre l'opération en elle-même que nous nous élevons; ordinairement, elle n'est pas plus grave qu'une autre et les malades en guérissent presque constamment; mais contre l'indifférence des chirurgiens, pour tous les autres moyens et la promptitude avec laquelle ils se décident à la pratiquer, tandis qu'elle ne devrait être que la dernière ressource de l'art, le moyen extrême.

D'une autre part, peut-on supposer que les observateurs que nous venons de citer et dont plusieurs sont d'un grand mérite, se soient trompés ou aient voulu en imposer comme quelques chirurgiens de notre époque se plaisent à le répéter? non, cela n'est pas possible: il est plus difficile qu'on ne croit de soutenir un mensonge pendant long-temps et lors même qu'il n'y aurait qu'un fait de guérison dans les annales de la science, et les soulagemens incontestables qu'on procure chaque jour aux malades les plus désespérés, ils suffiraient, selon nous, pour prouver la puissance de l'art et la nécessité de s'occuper sérieusement de ces maladies.

Nous n'avons pas voulu rapporter ici les succès qu'on a obtenus de l'opération ; parce qu'il entre dans notre plan de démontrer qu'on peut s'en passer; ensuite, parce que, probablement, on n'a pas toujours opéré des cancers et qu'alors les malades auraient pu guérir autrement ou garder leur mal sans danger; dans un autre travail, nous ferons connaître les avantages qu'on peut en espérer et comment il faut la pratiquer, etc.; mais, pour le moment, nous n'avons en vue que de sortir les esprits de la mauvaise voie où ils sont engagés.

Voulez-vous croire que les maladies cancéreuses ne sont pas toujours incurables? occupez-vous-en, et, comme en religion, vous serez étonné de la multitude de remarques qui fortifieront votre opinion, des ressources infinies qui vous viendront à l'esprit pour atteindre votre but et des succès que vous obtiendrez dans les cas même les plus désespérés; en voici quelques preuves :

Cancer qui avait détruit la totalité du sein; clapiers, végétations nombreuses, amélioration notable.

En février 1843, une femme nous fut adressée par les médecins, du bureau de bienfaisance du 5ᵉ arrondissement. Elle avait sur la poitrine une plaie cancéreuse de la grandeur de la main ouverte, à la place du sein gauche qui était entièrement détruit; elle avait une fièvre lente, point d'appétit, nullement de sommeil, des douleurs presque continuelles. Sa plaie était creusée par plusieurs clapiers remplis de pus et séparés

par des saillies des plus dures ; le creux de l'aisselle et le peu d'espace qui le séparait de l'ulcère
était dur, mamelonné, squirrheux ; le teint était
couleur de terre de Sienne, la maigreur extrême;
je ne pensais pas qu'elle eût plus d'un mois à vivre. En un mot, je ne voulais pas me charger
d'elle et je lui conseillai d'aller à l'hôpital; mais
cette femme qui connaissait parfaitement la gra-
vité de sa position, insista pour que je calmasse du
moins ses souffrances. J'y consentis ; au bout de
quinze jours, le teint devint plus clair, la fièvre
disparut, l'appétit revint, et un peu plus tard, une
sorte de désamaigrissement se laissa apercevoir;
cette femme dormait et n'éprouvait plus de douleurs. Peu à peu, l'état de l'ulcère s'améliora,
la surface s'aplanit; la suppuration diminua graduellement et disparut tout-à-fait. La plaie devint
rose, unie, comme une plaie de vésicatoire; deux
mois après elle était entièrement cicatrisée à son
centre; les bords seuls laissaient apercevoir de
petites ulcérations de la grandeur d'une pièce de
vingt sous; quelque espoir de guérison m'apparut
un instant à l'esprit; mais cette femme était âgée
et pauvre, elle ne pouvait que difficilement se
donner les choses les plus nécessaires à la vie.
Bientôt les forces qu'elle avait reprises s'épuisè-
rent, son appétit se perdit, et, le 14 novembre
dernier, elle succomba. M. Pointis, qui l'a suivie
jusque dans ses derniers momens, m'assura

qu'elle s'éteignit sans souffrir et que la veille de son décès, elle avait encore l'espoir de revenir à la santé.

Cancer avec des végétations considérables; amélioration notable.

Mlle Aizelain me fut adressée au Dispensaire Sainte-Geneviève pour une tumeur du sein des plus considérables, recouverte d'une plaie et d'un grand nombre de végétations, au moment même où elle était désignée dans la réclame des journaux comme parfaitement guérie par certain caustique et sans avoir éprouvé de douleur, ce qui était loin d'être vrai. Le sein, tout bosselé, était gros comme la tête d'un enfant, la plaie avait plus de vingt centimètres de diamètre; il en sortait un champignon qui s'élevait en gerbe et qui se renversait sur elle-même, et d'où il s'échappait du pus séreux mêlé de sang. La constitution de cette femme était usée par la souffrance; une fièvre lente qui augmentait vers le soir, dissipait le reste de ses forces, et pendant la nuit les douleurs l'empêchaient de dormir, en même temps que pendant le jour elles lui ôtaient l'appétit. Un médecin, présent au Dispensaire, me conseilla de ne lui rien faire et de la laisser mourir tranquille. Cependant cette femme, qui n'avait que cinquante ans, se cramponnait à la vie, elle me supplia de faire quelque chose pour elle et de seconder la charité des dames bienveillantes qui me l'avaient adressée. J'essayai plusieurs moyens et je parvins bientôt à calmer les douleurs affreuses qu'elle éprouvait; le sommeil reparut ainsi que l'appétit, le champignon fongueux qui s'élevait de la plaie tomba, la tumeur allait en diminuant, la plaie elle-même sembla se rétrécir, tout paraissait se disposer à aller mieux; mais la constitution de cette femme était appauvrie, le froid de l'hiver qui commençait à se faire sentir, et plus encore sa misère profonde, la forcèrent d'entrer à l'hôpital de la Charité, où elle mourut quelques jours après dans le service de M. Cruveilhier.

Cancer avec récidives, réduit par le traitement aux proportions et à l'aspect d'un vésicatoire.

Mme R... vint réclamer mes soins le 27 août dernier. Deux années auparavant, elle avait été opérée, par M. Larrey père, d'une tumeur au sein gauche; mais il s'était passé à peine quelques mois que le mal reparut par un gonflement mamelonné qui envahit bientôt une grande étendue; alors toute la place qu'avait occupée le sein était couverte de tubercules, plusieurs étaient ulcérés, et d'autres sur le point de s'ouvrir; les intervalles étaient d'un rouge livide. Cette surface avait vingt centimètres dans un sens et quinze dans l'autre; elle était complétement adhérente aux côtes et à la peau; l'aisselle même était envahie, et les progrès du mal devenus si rapides que la malade nous dit qu'en deux mois il avait gagné plus de deux pouces du côté du sternum. Cette dame marchait voûtée, se penchant sur le côté gauche comme si son mal contractait tout son corps et absorbait toute son existence. M. Breschet et M. Larrey fils, qui la virent dans cette position, considérant cette malade comme prochainement perdue, croyaient inutile de rien faire; telle était aussi l'opinion de M. Eguisier, présent à la consultation. Sur ma simple question de savoir si on ne pouvait pas essayer quelque chose, M. Breschet déclara que c'était inutile; cependant, dès le lendemain, je donnai à cette malade des soins qu'il serait superflu de détailler ici.

Deux mois après, M. Larrey fils la vit et fut frappé de la grande amélioration tant du mal local que de la constitution de cette dame, dont la santé, aujourd'hui, 10 mars, est pour ainsi dire, parfaite : elle ne souffre pas, elle a repris de son embonpoint, mange, dort parfaitement, sort malgré l'hiver et marche assez long-temps; elle ne conserve plus qu'une plaie de la grandeur de deux pièces de cinq francs à peine. Chose singulière, le bras du côté malade qu'elle pouvait à peine éloigner du corps après son opération, est devenu libre dans ses mouvemens et elle s'en sert presqu'aussi bien que de l'autre.

Enfin je pourrais citer une dame qui, il y a deux ans, après avoir vu beaucoup de chirurgiens dont les uns lui conseillèrent l'opération, tandis que les autres lui dirent de ne rien faire, vint me consulter; ensuite elle s'abandonna aux remèdes de bonne femme et aux antidotes; il y a cinq mois, elle me fit appeler. Elle était alors fort souffrante, sa plaie s'agrandissait, son sein était très volumineux, une sorte de fièvre par intervalle donnait lieu de craindre la diathèse. Aujourd'hui sa santé générale est bonne, le sommeil tranquille, l'appétit exigeant. La plaie a gagné à peine quelques lignes en étendue et elle a beaucoup diminué en profondeur. Le volume total du sein est réduit de plus d'un tiers; bref, le mal de cette dame est arrêté. M. Sédillot, professeur à l'hôpital militaire d'instruction de Strasbourg, qui l'a vue, en a été surpris et moi-même je n'espérais pas qu'elle irait aussi bien.

Si j'attache quelque importance à ces observations, que je pourrais multiplier, ce n'est que pour encourager les médecins et prouver qu'il ne faut jamais désespérer ni cesser d'agir, sinon pour guérir, du moins pour calmer les souffrances.

Il nous reste maintenant à parler des différens

moyens mis en usage dans les observations que nous avons rapportées et sur lesquelles nous avons fait nous-même des remarques qui nous paraissent importantes à signaler pour guider le praticien dans le traitement si difficile des affections cancéreuses. Nous les avons classés en raison du nombre de leurs succès, ce qui est déjà un motif de la préférence qu'il convient de leur accorder.

ANTIPHLOGISTIQUES.

Les antiphlogistiques présentent *cent douze cas* de guérison ou d'amélioration notable, c'est-à-dire plus du tiers des résultats obtenus, ce qui semble indiquer que la cause de la maladie qui nous occupe est dans toute l'économie, et que c'est à un traitement général qu'il faut s'adresser pour en obtenir la guérison.

On sait qu'Hippocrate ayant remarqué que les femmes sujettes aux suppressions utérines étaient souvent attaquées de cancer et principalement au moment de la cessation menstruelle, recommandait de les saigner. Galien, Celse, Arêtée et presque tous les anciens avaient la même opinion. Ambroise Paré affirme «que le second point pour » la curation du squirrhe c'est de provoquer les » mois aux femmes. » (1) Quesnay s'exprime de

(1) OEuvres complètes, traduction de M. Malgaigne, tome I, page 360.

la manière suivante : « L'expérience nous apprend
» que la saignée est très utile dans les squirrhes
» naissans. Combien de fois, ajoute-t-il, n'a-t-on
» pas vu que les saignées secondées des bains,
» des autres remèdes convenables et répétées sept
» à huit fois et plus dans le commencement des
» tumeurs glanduleuses qui arrivent aux mamel-
» les en ont entièrement procuré la résolu-
» tion ! » (1) On dirait que cette recommandation
des saignées coup sur coup est faite d'hier.

Lecat, Pouteau, Valsalva, Féaron, Robert et
plusieurs autres regardent les antiphlogistiques
comme devant être la base de tout traitement
contre le cancer, et les observations que nous venons de rapporter prouvent assez le parti qu'on
en peut tirer. Quoi d'étonnant, d'ailleurs ? le système vasculaire, blanc ou sanguin, n'est-il pas la
trame de tous les organes et l'aboutissant de toutes les maladies qui les attaquent ?

Il ne faut pas croire que les antiphlogistiques
conviennent à tous les tempéramens, à tous les
âges, dans tous les cas ; il y en a où ils sont évidemment contraires ; il est là comme partout, un
à-propos à saisir ; et ce n'est pas avec ce moyen
seul que des cancers pourront être guéris ou
prévenus ! De toutes les maladies du cadre no-
sologique, ce sont celles où l'indication théra-

____

(1) Traité de la saignée, 1736, page 212.

peutique est la plus fugitive et la plus difficile à saisir.

Des saignées. Les saignées, pour être profitables dans les maladies cancéreuses, doivent être employées de bonne heure et chez les malades qui les supportent ; autrement elles favorisent les congestions et accélèrent la marche du mal ; d'un autre côté, elles doivent être pratiquées coup sur coup chez telle femme et à doses plus fortes et plus rares chez telle autre. On peut consulter à ce sujet un mémoire que nous venons de lire à la Société de médecine de Paris et qui a pour titre : *De l'oxigénation du sang à travers la peau.*

Il n'est pas indifférent non plus de les faire par un petit ou par un gros jet ; de les pratiquer la malade étant couchée ou levée. On trouvera peut-être ces détails minutieux ; mais dans les maladies des mamelles surtout il n'est pas de petits moyens. Pour s'en pénétrer, il suffit de se rappeler que tout ce qui nous entoure agit sur nous, et sur ce point nous ne saurions trop répéter que rien n'égale la susceptibilité des femmes qui sont affectées des maladies dont il s'agit ici. Une saignée faite par un gros jet, par exemple, a l'inconvénient, si la maladie n'est pas très inflammatoire ni la malade très forte, de produire une déplétion trop brusque et d'affaiblir inutilement l'économie ; en effet, les petits vaisseaux de la

partie malade n'ont pas le temps de se dégorger et de rendre ainsi à la circulation le sang
qu'elle s'était appropriée. Cette remarque est ap-
plicable à toutes les affections morbides et particulièrement à celles qui siégent dans des parties
glandulaires. Même effet quand la malade est
debout: la syncope arrive promptement et le mal
reste *in statu quo ;* les tumeurs s'indurent et ne
se résolvent pas.

Je n'insisterai pas plus long-temps sur des observations que chacun a pu faire; mais j'ai cru
devoir les rappeler aux praticiens, parce que leur
omission est la cause de beaucoup d'insuccès qui
font rejeter ce moyen.

Enfin les saignées sont surtout nécessaires dans
les engorgemens du sein, quand ceux-ci succèdent à une affection de la matrice comme il arrive
souvent. En voici une preuve :

Madame Del...., à qui j'avais enlevé un polype
utérin qui l'épuisait depuis plusieurs années, recouvra bientôt la plus brillante santé. Elle prit
de l'embonpoint et le sang, qui se répare si vite,
semblait vouloir sortir par les pores de la peau.
Dans cet état hypérémique, il se manifesta à
la mamelle gauche un engorgement qui tendait
à s'indurer : quelques saignées répétées, un régime modéré rétablirent bientôt l'équilibre et
firent disparaître entièrement la tumeur. Ces

exemples ne sont pas rares à l'époque de la mé-
nopause.

Avant de quitter ce sujet, qu'il me soit permis
de dire un mot des effets de la saignée dans les
maladies de l'utérus. On a tant abusé de ce
moyen dans un esprit de système, que la généra-
lité des médecins les ont abandonnées trop complétement ; cependant je ne crains pas d'affirmer que, pratiquée à des époques et dans des
proportions convenables, la saignée est encore
un des meilleurs moyens d'empêcher, d'arrêter
ou de modérer la marche du cancer de l'utérus,
surtout si on l'accompagne d'un traitement interne ; tous les anciens auteurs sont d'accord sur
ce point : mais pratiquées sans sagesse, elles
deviennent l'occasion de la maladie que l'on
veut éviter, ou d'un étiolement dont quelques
malades ne se relèvent jamais. J'en ai vu un très
grand nombre qui avaient été saignées cinquante,
soixante fois : l'une d'elles l'avait été cent quarante-trois fois dans les hôpitaux. Dans une maison
de santé, la femme d'un confrère de province l'a-
vait été soixante-quinze fois en deux ans, retenue
d'ailleurs constamment couchée depuis dix-huit
mois. Dans une consultation dont je faisais partie,
il fut reconnu qu'elle n'était pas malade et que
la matrice était saine. On la fit lever, on lui prescrivit graduellement des alimens et quinze jours
après, elle put venir des Champs-Elysées chez

moi. La plupart des femmes chez lesquelles on a abusé des saignées ont des engorgemens indurés de l'utérus, résultat du moyen qui avait été employé sans discernement pour les prévenir ou les combattre.

Des Sangsues. Les sangsues et la saignée ne peuvent être indifféremment employées dans les maladies du sein. A moins que les engorgemens de cet organe ne soient récens ou enflammés, les sangsues ne peuvent convenir, attendu qu'elles appellent le sang dans des parties déjà endurcies et dont les vaisseaux sont alors oblitérés ou rétrécis; elles sont également contraires dans certaines tumeurs de mauvaise nature; en voici un exemple :

Une dame d'une forte constitution, vivant largement, arrivée à quarante-cinq ans, fut prise d'une péritonite très intense qui paraît avoir eu l'utérus pour point de départ; à peine si elle était convalescente que le sein gauche devint le siége d'une inflammation très aigue. Les cataplasmes parurent d'abord calmer les accidens; plus tard, trente sangsues appliquées en deux fois sur la partie malade restèrent sans effet; le sein devint extrêmement volumineux, tendu, vergété et très sensible. C'est dans cette circonstance que je fus appelé; la tumeur me parut d'une mauvaise nature et je refusai de donner mon avis avant une consultation qui viendrait constater ce que je prévoyais déjà. Mon diagnostic fut confirmé par plusieurs praticiens ; de plus, ils ajoutèrent qu'il n'y avait rien à faire, même pas une opération (1).

Des applications émollientes. En général, elles réussissent mal dans les tumeurs du sein, si ce n'est dans le cas de tumeurs très enflammées ou quand on a fait appliquer des sangsues ; et nous avons trouvé également cette opinion dans les auteurs. Ces topiques sont nuisibles, soit qu'ils empêchent l'évaporation de la chaleur, soit que leur action n'atteigne pas les couches profondes du mal ; d'une part, ils ne peuvent être supportés long-temps ; de l'autre, ils indurent les tumeurs et s'opposent à leur résolution. Ainsi, sans renoncer aux applications émollientes, aux cataplasmes surtout, il faut en être sobre et en surveiller l'application.

Des applications froides. Quand on saura manier les applications froides, on retirera les meilleurs effets de cette médication dans les maladies du sein. Nous l'avons appliquée maintes fois et nous n'en avons jamais obtenu que des avantages ; mais ce précieux moyen a besoin d'une main habile et exercée. Il faut que l'intensité du froid soit mesurée sur celle du mal, c'est-à-dire sur la force de l'inflammation et de la puissance réactionnelle de l'individu ou de la partie sur laquelle on l'applique ;

_____

(1) Depuis, cette dame a supporté l'application du caustique ; mais la rapidité avec laquelle la maladie a marché me fait craindre une disposition interne au dessus de toute ressource de l'art.

autrement, il devient nuisible ; si on applique les topiques froids sur une tumeur peu enflammée, toute l'inflammation s'éteint, la résorption des fluides accumulés devient impossible, l'engorgement s'indure et passe bientôt à l'état de squirrhe ; si, au contraire ces applications sont graduées et proportionnelles, vous la voyez fondre et se dissiper. Une dame avait au sein une tumeur survenue à l'occasion d'un coup, et qu'elle négligea pendant plusieurs mois. Cette tumeur devint douloureuse ; la malade y éprouvait des élancemens quand elle vint me consulter ; je lui conseillai des applications froides tous les matins au sortir du lit. Au bout de quelques jours, les douleurs avaient cessé, au bout d'un mois la glande avait disparu.

Lorsque les choses ne se passent point ainsi, c'est que l'on a affaire à une tumeur encéphaloïde ou squirrheuse.

Je ne saurais trop insister sur l'importance de mesurer la température à l'intensité du mal.

Mme F... nous avait été adressée par M. le docteur Allier, pour un gonflement de la glande mammaire, survenue à l'occasion d'une violence extérieure. On avait fait plusieurs applications de sangsues, on couvrait depuis plusieurs semaines le sein de cataplasmes émolliens ; malgré cela, la tumeur avait grossi, et elle conservait un degré de chaleur intérieure facilement appréciable au toucher. Je recommandai les cataplasmes entièrement froids et renouvelés toutes les heures pendant deux jours. On les continua pendant six, croyant bien faire : quand la malade vint me revoir, la glande n'était plus enflammée; mais elle était dure et d'un aspect violacé ; je dus réchauffer cette tumeur par des catasplasmes tièdes et l'emplâtre de Vigo. En quelques jours son volume diminua, et peu à peu il rentra dans ses limites physiologiques.

Mme de ....., dont la gorge est excessivement volumineuse, fut prise tout-à-coup, à l'occasion d'une affection morale, d'un gonflement considérable de la mamelle gauche. Des sangsues en assez grand nombre, des cataplasmes émolliens avaient été inutilement appliqués, quand elle réclama mes soins ; le sein était tendu, rénitent, luisant à sa surface, douloureux au toucher presque dans tous ses points ; l'application de la main percevait une chaleur intense qui ne permettait pas de douter qu'il ne se fît dans son intérieur un travail inflammatoire. Des cataplasmes froids et répétés, comme il vient d'être dit, un régime sévère, une saignée du pied un peu plus tard, la firent bientôt cesser et des onctions mercurielles ne tardèrent pas à triompher du mal. Les applications froides dans les affections inflammatoires du sein sont donc le meilleur moyen qu'on puisse employer comme dans la plupart des maladies. La nature de ce travail ne nous permet pas d'entrer dans de plus grands détails sur cet agent thérapeutique. On peut consulter, à cet égard, un ouvrage que nous avons publié en 1824 , et qui, depuis, a été traduit en allemand (1). On lira aussi avec avantage les principaux ouvrages d'hydrothérapie, entre autres celui de M. Scoutetten (2).

Du régime. — Pouteau voulait qu'on mît les malades à l'eau froide et même à la glace pour toute boisson et pour toute nourriture. William Lambe, médecin anglais, les tenait à l'eau distillée. Samuel Cooper (3) recommande la diète lactée; il dit que le traitement de Pearson n'a obtenu de succès que par le régime sévère qu'il impose, et qui consiste dans du thé et de l'eau d'orge en suffisante quantité pour soutenir la vie. Rouzet, au contraire, et quelques autres conseillent des bouillons, une alimentation tonique quand la suppuration est abondante, dans le but de pallier les douleurs et de prolonger l'existence des malades. On conçoit que le régime est relatif aux habitudes, à l'âge, à la constitution, au degré de la maladie, et ne peut être exclusif comme le

(1) Du froid et de son application dans les maladies.
(2) De l'eau sous le rapport hygiénique et médical. Paris, 1843. Chez Baillère.
(3) Dictionnaire de chirurgie, art. *Cancer.*

veut chacun de ces auteurs. Par conséquent, il
doit être individuel et basé sur l'observation.
Nous dirons, du reste, que rien n'est plus difficile à prescrire et à faire suivre. Le malade a
toujours des motifs à donner pour l'éluder, pour
ne pas le suivre à la lettre, pour le modifier selon
ses goûts, et l'on sait que le médecin est bien
souvent trompé sur ce point. L'eau froide, la
glace, recommandées par Pouteau, ont l'inconvénient de déterminer la sécheresse de la bouche, la rougeur de la langue, et, si l'on insiste,
une véritable exfoliation diphthéritique de la
muqueuse buccale; il en est de même des alimens trop peu substantiels qui ont aussi l'inconvénient de hâter la diathèse en favorisant la résorption du pus, en même temps qu'ils laissent
pénétrer dans l'économie les médicamens toxiques employés contre le mal. Ainsi donc le régime consiste moins dans la prescription systématique des alimens que dans le choix et la proportion de ceux qui conviennent à la maladie.
Il ne faut pas oublier d'ailleurs que, dans tous
les cas, la partie malade est l'aboutissant de toutes les sensations internes ou externes de l'é-
conomie, et que les écarts de régime comme les
plus légères émotions viennent y retentir et y
occasioner de la douleur. Cela est si vrai que
presque toujours les malades souffrent après le
repas; il en est, au contraire, chez lesquelles

c'est par suite de la faim que se manifeste une sensation pénible.

DE LA COMPRESSION.

Lors même que la compression ne se serait pas présentée naturellement dans l'ordre que nous avons adopté, nous l'eussions interverti pour en parler en raison de son importance, des contestations qu'elle a excitées, et des hommes éminens qui l'ont accusée ou qui l'ont soutenue.

Ce moyen compte *cinquante-cinq* guérisons dans les recherches que nous avons faites.

La compression est-elle susceptible de guérir le cancer ou les tumeurs où il se prépare ? Non ! nous commençons par le dire. Nous avons suivi, en 1827 et 28, les essais de M. Récamier à l'Hôtel-Dieu, nous l'avons aidé de notre participation, et nous devons avouer n'avoir pas vu une seule malade entièrement guérie par l'emploi de ce moyen. D'une autre part, M. Thirion (de Namur) (1) et plusieurs autres taxent d'exagération les succès que l'on dit en avoir obtenus. L'opinion de ce médecin nous paraît beaucoup trop absolue. Samuel Younk (2) rapporte *dix-neuf* cas de guérison. Sans donner notre approba-

(1) De la compression et de sa valeur thérapeutique. 1841.
(2) Traité du cancer par la compression. Londres, 1816.

tion à tous, nous ne pouvons nous empêcher
de dire que cet auteur a obtenu des effets
surprenans de la compression. Des expériences ont été faites publiquement à l'hôpital de
Middlesex par Ch. Bell, dont on connaît le
talent et la véracité (1), il en est résulté « que
» dans plusieurs cas de cancer ulcéré, compliqué
» d'œdême, la compression a été utile.» Il est vrai
qu'il ajoute « que, dans d'autres cas, elle n'a pas
» empêché la maladie de marcher, et que, dans
» aucun, elle ne peut être regardée comme un
» spécifique. » Nous le pensons également, mais
ce n'est pas une raison, selon nous, pour rejeter
entièrement ce moyen thérapeutique.

Depuis quinze ans, nous avons traité un
grand nombre de maladies du sein, dans lesquelles nous avons employé la compression, et
nous pouvons affirmer qu'elle nous a souvent été
utile; nous pouvons dire, du moins, qu'elle n'a
jamais été évidemment nuisible, car nous nous
sommes empressé de la susprendre dès qu'elle a
paru contraire. Nous devons ajouter même que
nous nous en sommes entièrement abstenu dans
les cancers ouverts ou confirmés, attendu que
nous ne concevons pas son utilité dans cette circonstance, et que la première indication dans le
traitement de ces maladies, c'est d'éviter la dou-

<hr>

(1) Archives générales de médecine, tome XVI, 1828.

leur qui arrive tôt ou tard dans la plupart des cas, si la compression n'a pas été employée avec soin. Voici quelques observations où elle a eu un heureux résultat entre nos mains.

Il y a douze ans, une dame, à qui je voulais pratiquer l'opération pour une tumeur du sein du volume d'une noix, ne voulut point s'y soumettre et refusa même une consultation où cette question devait être agitée; dès-lors, je comprimai cette glande, et peu à peu je la vis diminuer jusqu'à la grosseur d'un noyau de cerise; depuis, cette tumeur devenue imperceptible est restée stationnaire, et la dame se porte bien.

Une autre dame, traitée par moi il y a huit ans, pour un engorgement multiple de la mamelle gauche, a vu successivement ses tumeurs s'amoindrir et se disperser sous l'influence de la compression. Et à cela près de quelques douleurs que beaucoup de femmes éprouvent dans les seins sans y avoir de mal, elle se porte à merveille.

Un grand nombre de femmes du Dispensaire sont dans ce cas; une d'elles que je voulais opérer il y a six ans, ce que je n'ai pas fait, parce qu'il s'est manifesté une tumeur dans l'autre mamelle, a été guérie par la compression. Aujourd'hui, cette femme se porte très bien, et ne conserve dans les deux seins que des engorgemens diffus tout à fait sans danger et qui se confondent avec la glande.

Une autre malade se présente au Dispensaire, il y a trois ans, après avoir été consulter dans plusieurs hôpitaux, où on la voulait opérer pour un squirrhe granulé. Elle a vu sa glande se réduire considérablement, cesser de la faire souffrir, se diviser en plusieurs lobes, et devenir stationnaire par la compression. Cependant son travail pénible de lisseuse de cartes à jouer, réveillant par fois des douleurs dans la mamelle, laisse craindre que son mal ne prenne un nouveau développement.

Mlle D.... qui a été vue par M. le professeur Breschet, au commencement et à la fin de son traitement, portait une tumeur dans le sein, et une autre dans l'aisselle. Celle-ci a disparu tout à fait, et l'autre, considérablement amoindrie, reste stationnaire.

Enfin, la femme Reichtein qui a suivi son mari porte-aigle au 23e régiment de ligne à la Grande Armée, et qui est accouchée près de la Bérésina, en 1812, dans la neige, où elle est restée pendant huit jours à côté de son enfant mort gelé, s'est présentée au Dispensaire, il y a deux ans, avec un squirrhe dans le sein gauche; le seul mot d'opération la faisait frémir. A l'aide de la compression et des applications pulvérulentes dont nous parlerons bientôt, elle a vu sa glande se réduire , et si la pétulance de cette Vénitienne lui permettait de suivre exactement nos pres- criptions, elle pourrait espérer voir cette tumeur rester tout-à-fait stationnaire.

Nous pourrions citer un grand nombre de faits semblables à ceux-ci, mais nous le croyons inu- tile ; seulement nous devons ajouter que c'est surtout aux engorgemens qu'il faut appliquer la compression et non sur les squirrhes forte- ment indurés, car elle y développe prompte- ment des douleurs, et contribue à les ulcérer. De plus, il ne faut pas s'attendre à dissiper tou- jours complétement les tumeurs, même les plus susceptibles d'être résorbées; parce qu'arrivées à un petit volume, elles se dérobent le plus sou- vent à la compression, en glissant entre les côtes. Les moyens compressifs ont été variés. Younk employait des plaques métalliques, M. Récamier, des disques d'amadou maintenus par un grand nombre de tours de bandes; actuellement il em- ploie un corset: il y a peu de praticiens qui n'aient apporté quelques modifications à ces ap- pareils. Les plaques métalliques ont l'inconvé- nient d'être très dures, et de s'adapter mal sur la partie malade ; les tours de bande, de M. Ré- camier, se dérangent souvent et occasionent de l'oppression , des étouffemens que les malades ne peuvent endurer. J'ai vu le bandage de corps de ce praticien célèbre déterminer des douleurs insupportables, et les malades contraints de l'abandonner. Nous avons d'abord fait usage de pelottes à ressort en spirale, mais nous y avons renoncé, en général du moins, 1° parce que leur action est parfois trop forte, et peut être difficilement mise en rapport avec la sensibilité de la partie; 2° parce qu'elles se moulent mal sur la forme de la tumeur, qu'il convient de presser également sur tous les points, 3° enfin, parce qu'elles se déplacent facilement, et déterminent des douleurs et même des excoriations que l'on ne peut pas toujours faire cicatriser; cependant, comme nous venons de le dire, nous n'y renonçons pas dans tous les cas.

Nous faisons usage maintenant de bouteilles en caoutchouc, ou d'une espèce de ballon analogue à celui dont s'amusent les enfans, auquel on adapte un appareil propre à y introduire de l'air à volonté. Ces compresseurs sont maintenus par une ceinture et deux bretelles qui passent sur les épaules pour venir s'agrafer à des boutons destinés à cet usage. On trouve ces divers appareils chez M. Charrière (voir les planches).

La compression peut encore être utile pour seconder l'action des médicamens pulvérulens qu'on applique sur les tumeurs. Nous en parlerons un peu plus loin sous ce point de vue.

DE LA CIGUE.

La ciguë est la pierre angulaire du traitement du cancer; il n'y a pas de médicament qui ait été plus employé, ou dont le succès ait été plus contesté, que celui de la ciguë dans cette maladie. Depuis Storck, en 1760, les faits contradictoires qui ont été mis en présence et les hommes importans qui ont pris part à la discussion, sont si nombreux, qu'il n'est pas permis d'avoir une opinion sur ce médicament, sans l'avoir expérimenté soi-même. Les auteurs qui ont vanté la ciguë se sont-ils tous trompés ou ont-ils sciemment voulu tromper les autres? Non, cela n'est pas possible. Nous croyons, d'ailleurs, qu'en général, on est trop prompt à accuser un praticien d'erreur ou de mauvaise foi, quand on n'obtient pas d'une médication les effets qu'il dit avoir observés lui-même. Si on se rappelait alors, combien parfois sont fugitives les circonstances qui peuvent les faire varier, on serait plus juste et moins sévère. Storck a sans doute exagéré les bienfaits de la ciguë dans les affections cancéreuses, comme il arrive souvent aux hommes les plus sincères, mais nous ne pensons pas que ce médicament soit sans effet, à plus forte raison nuisible, comme on s'est plu à le dire. Du reste, cette plante a une

odeur forte, une saveur pénétrante, et il est in-
contestable, dès-lors, qu'elle doit avoir une action quelconque sur l'économie; ainsi, malgré
l'opinion d'Alibert, de James Hill, de Bierchen et
d'autres, nous pensons que la ciguë jouit d'une
certaine efficacité dans les maladies qui nous
occupent; seulement, il paraît difficile de la déterminer, car ses effets varient d'après une multitude de circonstances, comme nous le verrons plus
loin.

Bien long-temps avant Storck, la ciguë avait été
employée par les anciens, dans le traitement des
tumeurs du sein (1). Au rapport du professeur
Petit-Radel, cette plante était tombée dans un
injuste oubli (2). Depuis, un grand nombre de
médecins de tous les pays se sont accordés pour
en recommander l'usage : c'est ainsi que Cullen,
Fothergill et Hunter, en Angleterre, etc., ont
publié les succès qu'ils en ont obtenus. Marc
Akensive qui a expérimenté la ciguë sur un grand
nombre de malades affectés d'ulcères cancéreux
et de squirrhes dit : « qu'aussitôt l'emploi de ce
moyen, les douleurs ont été suspendues, et que
le pus changea d'aspect, de consistance et d'o-
deur (3). »

(1) Dictionnaire des études médicales pratiques, tome **IV**,
page 73, art. *Cancer*.

(2) Encyclopédie méthodique; *Chirurgie*, tome I, page 322.

(3) Annales cliniques ou Journal des sciences médicales, par
Baumès, volume **XX**.

C'est en France, surtout, que l'efficacité de la ciguë a été le plus contestée; malgré cela, son usage s'y est maintenu, et, par cela même, nous devons croire qu'il n'est pas stérile; d'ailleurs, on peut voir par les faits que nous avons rapportés, et qui sont au nombre de *quarante-six*, ce qu'il faut penser de ce moyen.

Dupré de Lisle (1) dit que le lait de chèvres nourries avec la ciguë est le meilleur anticancéreux qu'on puisse employer dans les cancers de cause externe. Et M. Récamier (2) affirme avoir obtenu de bons résultats de l'extrait de cette plante, aidé de la diète la plus sévère. C'était aussi l'opinion de Petit, qui avait vu les chairs devenir plus rouges sous l'influence de ce médicament.

C'est au mode de préparation, sans doute, et surtout à la dose trop faible ou mal appropriée qu'il faut rapporter les contestations élevées sur l'efficacité de la ciguë dans le cancer. Si Alibert, qui a fait venir de Vienne de l'extrait de ciguë préparé par Storck lui-même, n'en a pas obtenu les mêmes effets que ce praticien, c'est, assurément, parce qu'il ne l'a pas donné dans les mêmes circonstances. Petit-Radel croit aussi que la différence de la dose et du mode d'administration de la ciguë suffit pour rendre compte des insuccès

(1) Ouvrage cité , page 228.
(2) Ouvrage cité.

que quelques praticiens lui ont reprochés.

Boerhaave (1) pensait que la ciguë calmait les douleurs dans le cancer, en émoussant la sensibilité générale; Rouzet dit qu'il ne faut pas la donner aux personnes pléthoriques; Burns affirme que les cataplasmes de ciguë sont d'excellens moyens de dissiper la fétidité des ulcères cancéreux.

Outre les faits que nous avons rapportés, on trouve dans le journal de Beaumès, n° 24, p. 170, un cancer du visage rendu stationnaire par l'usage de la ciguë à haute dose.

La ciguë est donc un médicament qui mérite l'attention du praticien. Elle doit être donnée, d'abord à petite dose, un ou deux grains en extrait, ou de deux à quatre en poudre; en potion, en tisane, elle répugne aux malades ; mais, en infusion légèrement sucrée, elle peut être donnée le soir, par cuillerée, toutes les heures, quand elle n'est pas supportée autrement; de quelque manière que ce soit, il faut la donner fractionnée, c'est-à-dire en plusieurs fois dans les vingt-quatre heures, pour ne point déranger les voies digestives, et surtout, pour maintenir l'organisme sous son influence, de manière à établir une sorte de diathèse médicamenteuse. On peut en augmenter graduellement la dose jus-

(1) Aph. 508, page 831.

qu'à cinquante grains d'extrait et plus, par jour, comme on a pu le voir dans les observations que nous avons rappelées.

Un grand inconvénient de la ciguë, c'est de déterminer de la constipation. On y rémédie en donnant du lait en abondance ou de légers purgatifs salins : la magnésie, par exemple, tenue en suspension dans un sirop quelconque, comme la prépare M. Mialhe (1).

Il est important de faire préparer la ciguë toujours dans la même officine, parce que les manipulations de deux pharmaciens , même de mérite, ne peuvent être identiques ; j'ai souvent reconnu qu'on avait changé de pharmacie à la cessation ou à la perturbation de l'effet de ce médicament.

Un autre inconvénient encore attaché à la ciguë, c'est d'être repoussée par certains estomacs, sous quelque forme qu'on l'administre. J'ai pu, dans ces circonstances, la faire supporter, en la donnant à dose quasi-homœopathique ou en lavement. Appliquée sur la peau seulement en extrait, la ciguë ne m'a pas paru jouir d'une grande action ; en raison sans doute des sels qui

---

(1) Pr. Magnésie. . . . . 8 grammes.
      Sirop. . . . . 80 gr.
      Eau de fl. d'oranger. . . . 20 gr.
      Eau distillée. . . . . . q. s.
              (*Bulletin de thérapeutique*, 1843.)

s'y trouvent contenus, elle irrite cette membrane,
ce qui s'oppose souvent à son absorption. On at-
ténue cet effet en la mêlant à une grande quantité de graisse. En topique, elle réussit assez bien,
pourvu qu'on ait soin d'entretenir la chaleur sur
la partie malade, autrement elle provoque la
douleur et cause l'induration. Mêlé avec l'onguent de Vigo, ou de savon, cet extrait est d'un
usage commun et en général efficace sur certaines
tumeurs, comme chacun sait.

DE LA GANGRÈNE.

La gangrène compte *dix* guérisons; il est remarquable qu'après la ciguë ce soit cette décomposition morbide qui en présente le plus grand
nombre. La gangrène ne saurait être considérée
comme un agent thérapeutique, soit qu'elle se
manifeste par le seul fait de la nature, soit
qu'elle résulte des efforts de l'art. Dans tous les
cas, ces faits tendraient à prouver que l'ablation
de la partie malade pourrait quelquefois être utile; nous examinerons cette question dans un autre mémoire. Quoi qu'il en soit, M. Rigal de Gaillac père a provoqué cette terminaison en inocu-
lant la gangrène sur des squirrhes au moyen
d'une petite incision, ou en appliquant des plu-

masseaux de charpie imbibés de sanie gangréneuse sur des cancers ouverts. On sait que Dussos-
soy préconisa l'inoculation avec la pourriture
d'hôpital , après avoir guéri une tumeur carcinomateuse ulcérée chez un homme de 50 ans.
Voici ce qu'il dit à cet égard : « Le succès de cette
» tentative hardie fut complet, l'ulcération dissé-
» qua (si l'on peut s'exprimer ainsi) toute la tu-
» meur qui tomba le dix-neuvième jour. Je
» m'occupai bientôt après à borner les progrès
» de la gangrène, j'y réussis, et l'ulcère en peu
» de jours devint vermeil et se couvrit de bonnes
» chairs. » Ici la gangrène paraît remplacer le
fer rouge, les caustiques ou le bistouri.

MURIATE DE BARYTE.

Le muriate de baryte est un médicament si ac-
tif qu'il devait être essayé dans le cancer. Nous
en rapportons *cinq* guérisons. La place distinguée
qu'occupait leur auteur (1) dans l'opinion publi-
ne permet pas de doutes à cet égard. On
sait que la baryte fut primitivement employée
par Crawfort, médecin de l'Hôpital-Saint-Tho-
mas de Londres qui en obtint de bons effets

(1) Von Mittag (Midi).

dans *quatorze* cas (1). Les professeurs Pinel et Alibert ont affirmé que ce remède préparé comme le conseille Crawfort, produit des accidens lorsqu'on dépasse la dose de six gouttes par jour (2); mais Von Mittag ne craignait pas de le donner jusqu'à dix gouttes. Nous ne savons comment concilier la réserve, les craintes de ces auteurs avec la pratique de Montpellier où on donne le muriate de baryte à la dose de huit à quinze grammes dans cent vingt-cinq grammes de liquide par jour, ni avec celle de M. Lisfranc qui le donne aussi à des doses considérables dans les tumeurs blanches. Quand on réfléchit à ces contradictions, on demeure bien convaincu que le succès, dans bien des cas, tient moins aux médicamens qu'à l'opportunité de leur emploi : *occasio præceps*. Quoi qu'il en soit, Von Mittag recommande de ne pas dépasser la dose de deux gouttes de ce médicament matin et soir. Nous ne saurions blâmer cette prudence que nous avons nous-même imitée dans le petit nombre de cas où nous avons administré le muriate de baryte.

(1) Ouvrage cité de Von Mittag, page 69.

(2) Annales cliniques ou Journal de médecine, par Baumès, volume XIX.

DE LA CAROTTE.

Les succès surprenans que Bridault dit avoir obtenus de ce remède populaire sont représentés par *quarante - huit* faits pris dans les divers auteurs, attendu que nous n'avons pu nous procurer l'ouvrage original de ce médecin. Robert et plusieurs autres ont jugé ce moyen favorablement. C'est Sultzer qui appela le premier, en 1766, l'attention sur cette racine potagère qu'il regardait surtout comme un excellent topique dans les cancers ulcérés; mais il appartient notamment à Bridault d'en avoir fait connaître les divers effets et le mode de préparation. Il paraît que ce praticien judicieux qui, pendant trente-cinq ans, fit des essais sur cette plante, en a obtenu des résultats surprenans. Plenck dit que la *Carotte* est utile dans les cas d'ulcères cancéreux de la face dont elle modère la suppuration et la puanteur, amollit les bords calleux, enfin détermine et achève la cicatrisation; il ajoute que jointe à la ciguë, elle agit avec plus d'efficacité à l'intérieur (1).

L'Institut clinique de Hambourg a également recommandé l'usage externe de la carotte asso-

(1) Pharm., chirurg., page 147.

ciée à d'autres remèdes en forme de cataplasmes (1).

Huzard dit qu'un cheval coupé et déjà vieux fut
guéri d'un ulcère cancéreux du cordon sperma-
tique, par l'usage de la carotte pour toute nourriture.

Burns préfère les topiques faits avec cette
plante à ceux faits avec la ciguë.

Lefèvre de Saint-Ildefonse l'associait à son
traitement par l'arsénic.

La *carotte* a été généralement employée à l'extérieur, crue, râpée ou cuite, sous forme de cataplasmes; quelques médecins, cependant, en
ont administré le suc exprimé cru ou après décoction. Nous avons fréquemment employé ce
moyen et nous ne pouvons pas dire en avoir obtenu d'effet. Sur la peau, il agit d'abord par sa
température, et quand la tumeur est enflammée,
il calme les douleurs comme la pomme de terre,
la racine de bryone pilée, la pomme de reinette
même, etc.; sur les ulcères, elle modifie la
suppuration par le même motif. Quant à la propriété spéciale dont il s'agit ici, nous n'avons
rien observé qui puisse nous la faire admettre;

---

(1) Pr. Rob de carottes.   ♃ j
    Feuilles de ciguë en poudre.   ℥ j
    Extrait de saturne.   } āā ℥ jj
    Laudanum de Sydenham.

Annales cliniques ou *journal de Médecine*, par Baumès,
volume XX.

cependant plusieurs malades ont accusé des douleurs qu'elles ont toutes exprimées de la même manière : une pesanteur, des tiraillemens rayonnés dans le bout du sein. Ce fait nous conduit à penser que la *carotte* est réellement susceptible d'action encore inconnue dans les maladies du sein.

DU SEDUM ACRE.

Le nombre des guérisons obtenues par ce médicament s'élève à *douze*, pris dans divers auteurs. C'est surtout Buchoz (1) qui a fait connaître cette plante et ses propriétés anti-cancéreuses. Cependant, avant lui, Stramer et Marquet en avaient parlé, et Linné et Vogel lui attribuaient aussi de la vertu contre le Cancer. Louis la recommandait en topique en même temps qu'il donnait l'alun à l'intérieur. Enfin, Lombard, de Strasbourg, a rapporté plusieurs guérisons qu'il avait obtenues par ce moyen (2).

On sait qu'il y a plusieurs espèces de *sedum*, mais Gouan affirme qu'ils ont tous à peu près les mêmes propriétés (3). Cependant, M. Guillemeau, jeune médecin de Niort, préfère le *sedum album*,

(1) Médecine pratique, 1785, tome III, page 148.
(2) Ancien journal de médecine, tome XXXVIII, p. 386.
(3) Traité de botanique et de matière médicale, page 169.

qu'il mêle quelquefois avec celui-ci pour en modérer l'action ; d'après Buchoz, M. Doron l'employait en décoction avec de l'aristoloche ronde et du miel rosat, pour laver les ulcères cinq à six fois par jour.

A l'extérieur, nous n'avons observé personnellement aucun effet du *sedum âcre*, si ce n'est un peu de cuisson ; mais il ne change nullement l'aspect des plaies, il les irrite même quelquefois. A l'intérieur, je l'ai donné à la dose de 25 centigrammes, jusqu'à un gramme par jour et en poudre : chez quelques malades, il détermine parfois des douleurs à l'estomac, des étouffemens, et un sentiment fort pénible de constriction à la poitrine qui m'a souvent forcé d'en suspendre l'emploi. Chez les personnes qui ont pu le supporter, il a calmé certains phénomènes nerveux, erratiques, qui semblent se rattacher au Cancer, sans pourtant modifier la maladie elle-même.

Un effet que nous devons signaler du *sedum*, c'est qu'il dissipe très bien certaines douleurs de tête occasionées quelquefois par l'usage de l'arsénic, comme nous le dirons plus loin. Nous citerons une dame qui ne pouvait user de ce dernier remède sans éprouver un besoin irrésistible de sommeil et un resserrement fort incommode dans les tempes ; elle s'en débarassa complétement par le *sedum*.

DE LA BELLADONE, DE LA JUSQUIAME

ET DE LA MORELLE.

On sait que ces médicamens jouissent à peu près des mêmes propriétés; cependant, Caels préfère la *jusquiame* et surtout la blanche dans les maladies qui nous occupent; il affirme qu'elle tient le ventre libre, calme les douleurs, et favorise l'action des organes sécrétoires (1).

La *belladone* compte *cinq* guérisons avérées. Le professeur Lambergen, de Gröningue, en rapporte un grand nombre, ainsi que OEttinger, qui semble avoir employé cette plante le premier dans le Cancer. Richter, qui paraît avoir expérimenté beaucoup de remèdes contre le Cancer, donne la préférence à celui-ci (2). Les docteurs Dariès et Ziégler pensent favorablement de l'usage de la *belladone* dans ces maladies; ce dernier surtout, a confirmé par des essais sur lui-même, les effets généraux de cette plante (3). On emploie ces médicamens à l'intérieur à doses réfractées et répétées, pour calmer la douleur et modifier l'organisme; à l'extérieur, nous ne leur avons pas reconnu d'autres effets que de laisser reposer l'éco-

(1) De Belgicis plantis, etc. Bruxelles, 1774.
(2) Histoire de la médecine, par Sprengel, tome VIII, p. 465.
(3) Journal de Baumès, volume XX.

nomie de l'usage des opiacés et de produire du calme quand ceux-ci restaient sans effets.

La *morelle* compte aussi ses succès; nous en avons cité deux. Vésale employait cette plante en décoction sur la plaie dans des linges mouillés; quelques auteurs du moyen-âge en mêlaient ordinairement le suc avec du miel rosat, des préparations de plomb et d'antimoine, pour faire un onguent. La décoction concentrée de *pavots* (1), *l'acide prussique* (2) ont aussi été employés dans le Cancer et agissent à peu près de la même manière. Strack a recommandé la poudre de *pensée sauvage* comme succédanée de ces préparations.

DE L'AMMONIAQUE.

Pendant fort long-temps on a cru qu'il existait dans le Cancer, un acide et ses principes salins que l'on devait saturer ou détruire pour guérir cette maladie. Martinet, curé de Soulaines, était de cette opinion. Homme instruit, habile observateur, un peu chimiste, il regardait l'alcali volatil comme l'antidote de toutes les maladies. Il raconte dans son ouvrage (3) les merveilles qu'il

(1) Rivière.
(2) Bruni.
(3) Observations médico-chimiques sur le Cancer. Paris, 1781.

a obtenues de l'*ammoniaque* dans le Cancer; il cite trois observations que nous avons rapportées, parce qu'elles sont encourageantes et suffiront pour déterminer les praticiens, dans quelques cas, à essayer ce médicament. Baumès dit que l'ammoniaque ne détruit pas le Cancer, mais cependant qu'il peut en arrêter les progrès et en suspendre les douleurs (1). Cela est vrai quand on l'emploie en lotions; nous avons fait la même remarque; de plus, il avive les plaies et leur donne un aspect meilleur; appliqué sur les tumeurs qui ne sont pas de nature inflammatoire, il en hâte souvent la résolution. Mais comme beaucoup d'autres médicamens dans ces maladies, il ne peut pas être administré long-temps. A l'intérieur, nous ne l'avons pas employé d'une manière assez suivie pour avoir une opinion sur son efficacité.

DES PRÉPARATIONS FERRUGINEUSES.

Les préparations *ferrugineuses* comptent *vingt-huit* cas de guérison. Elles ont été employées dans le traitement du Cancer, tantôt comme palliatif, tantôt comme remède curatif; ainsi, Richard Carmichaël, chirurgien de Dublin, qui le

(1) Journal de médecine, volume XX.

premier les mit en usage dans ces maladies, en 1806, rapporte plusieurs guérisons obtenues par ce moyen et quelques célèbres praticiens d'Angleterre disent la même chose (1). Le docteur Wœlker a publié une observation que nous avons rapportée et qui tend à confirmer les bons effets du *fer* dans les affections qui nous occupent. Fuzet-Dupouget rapporte des succès vraiment remarquables que nous avons signalés. Ce praticien employait de préférence l'oxi-phosphate de fer ; il le donnait à la dose de quinze à cinquante centigrammes trois fois par jour à l'intérieur, et il lavait l'ulcère avec l'eau qui avait servi à la préparation de ce médicament dont voici la formule :

Dissolvez dans une suffisante quantité d'eau distillée et séparément : 15 grammes de phosphate de soude, et, d'une autre part, la même dose de sulfate de fer. Exposez ces deux dissolutions au soleil ou au bain-marie, jusqu'à ce que celle du sulfate de fer ait acquis une couleur rousse de vin de Madère ; faites chauffer légèrement celle du phosphate de soude, puis mêlez ces deux préparations. Il se forme alors un précipité floconneux ; on laisse reposer le tout pendant un quart d'heure, puis on filtre, et après avoir lavé deux fois le précipité, on le filtre de nouveau ; le

(1) Dictionnaire des sciences médicales, tome III, art. *Cancer*, page 576.

résidu est l'oxi-phosphate ferrique, que l'on fait sécher à l'ombre pour être conservé pour l'usage (1).

Richard Carmichaël employait le carbonate, le phosphate, le phosphate acide et l'arséniate de *fer* mêlés à l'eau, en consistance de bouillie légère dont il remplissait les excavations cancéreuses ; quand il s'agissait d'une tumeur, il se servait d'une solution de 30 grammes de sulfate de *fer* dans 500 grammes d'eau pour imbiber des compresses.

Von Mittag (2) rapporte que Bouvart employait le *fer* sous forme d'opiat.

Il paraît que Delpech (de Montpellier), au rapport de Rouzet (3), employa le *fer* après avoir fait l'opération du Cancer. La malade a guéri, et Delpech en faisait honneur aux préparations ferriques et aurifères dont la malade continua l'usage pendant fort long-temps.

Nous avons également essayé des préparations ferrugineuses *intùs* et *extùs ;* mais ne croyant à aucun spécifique contre le Cancer, nous avons employé le *fer* à l'intérieur d'après les indications générales et suivant l'état et le tempérament des malades, c'est-à-dire quand la constitution semblait réclamer une stimulation particulière pour

(1) Revue médicale. Novembre 1836.
(2) Ouvrage cité.
(3) Ouvrage cité.

lutter avec succès contre les causes d'affaiblisse-
ment qui l'épuisent.

DU REMÈDE DE PISSIER.

Nous n'avons rien à dire sur ce médicament
spécial ; il n'a jamais été considéré comme curatif du Cancer que par son auteur. Nous avons cité
trois cas de guérison que Pissier lui attribue ; il
prétend même en avoir obtenu un grand nombre
d'autres qu'il ne rapporte pas. Von Mittag, dont
l'observation juste et profonde est digne de foi,
dit « que de tous les topiques qu'il a employés
» contre le Cancer, c'est celui-là que les malades
» ont le mieux supporté, dans les cancers incu-
» rables, jusqu'au terme de leurs jours (1). »
Nous n'avons jamais essayé ce médicament.

DU SIROP DE VITAL.

Même remarque à faire sur le *sirop de Vital* ;
nous le signalons pour mettre les praticiens
à même d'en user ; la *Clématite* en fait la base.

(1) Ouvrage cité, page 94. (Voir *infrà* la composition de ce
remède.

Nous avons donné sa composition en rapportant les guérisons qu'on lui attribue.

DES PRÉPARATIONS D'IODE.

Plusieurs praticiens, M. Godelle, médecin distingué, de Reims, entre autres, regardant le Cancer comme une variété des scrofules, ce qui peut être admis dans quelques cas, ont dû croire à l'efficacité des préparations d'*Iode,* contre le Cancer, surtout d'après cette idée que cette substance atrophie les glandes mammaires. Mais il n'en est pas toujours ainsi ; la preuve , c'est que nous n'avons trouvé que *trois* guérisons dans les auteurs que nous avons consultés. Entre les mains des anciens médecins, les préparations d'Iode eussent obtenu de meilleurs résultats ; étrangers à l'anatomie pathologique des affections cancéreuses, ils n'étaient point découragés comme on l'est de nos jours par le fatalisme qui s'y attache. Quoi qu'il en soit, quelques praticiens croient à la propriété anti-cancéreuse de l'*iode.* Ulmann (1) dit à ce sujet qu'il a employé l'hydriodate de potasse avec une grande efficacité « dans les cas les plus désespérés et

(1) Dictionnaire encyclopédique des Sciences Médicales.

» les plus désespérans de Cancer du visage,
» des membres et de la matrice, et qu'il a tou-
» jours vu ce médicament opérer des effets
» surprenans et qui autorisent les espérances les
» plus hardies. Chez un homme affecté d'un
» vaste cancer de la face, dit-il, l'emploi de la
» pommade iodurée modifia complétement la sur-
» face ulcérée de manière à donner le plus grand
» espoir de guérison. » Il ajoute : « On ne peut
» contester l'utilité de ce moyen administré à
» l'intérieur et à l'extérieur. »

M. Magendie affirme avoir essayé l'*Iode* avec
succès dans le Cancer, et M. Littré établit une
exception en faveur du même moyen dans le traitement de cette maladie (1).

Quant à nous, les essais que nous en avons faits
ne sont pas aussi encourageans ; parfois à l'intérieur, il ne peut être supporté; sur les ulcères,
sur la peau, il détermine souvent des douleurs
qui ont forcé certains malades d'en cesser l'usage
sans attendre notre avis.

DE LA DIGITALE.

Nous ne possédons qu'un seul fait de guérison
par la *Digitale*, encore est-il contestable; aussi

(1) Dictionnaire de médecine, 2ᵉ édit., art. *Cancer*, page 315.

avons-nous peu de chose à dire de l'emploi de ce
médicament dans le Cancer; cependant la propriété qu'a cette plante d'exciter les sécrétions,
son action éminemment contro-stimulante signalée par les Italiens fait penser que son usage
pourrait être de quelque utilité. Hufeland recommande de l'associer au mercure; Mayer et
Kuln l'ont employée extérieurement avec avantage (1). Samuel Cooper dit que ce médicament,
en diminuant l'action vasculaire, doit agir sur les
tumeurs squirrheuses comme l'abstinence, la
saignée, etc.; mais il ne cite aucun fait à l'appui
de cette théorie (2).

DE LA MÉTASTASE.

Si le cancer peut guérir par *Métastase*, c'est-à-
dire par révulsion, en se laissant déplacer, il
n'est plus permis de douter que, dans quelques
cas du moins, il ne soit local. En effet, on sait que
souvent des glandes, des engorgemens, disparais-
sent pendant le cours d'une autre maladie pour
ne plus revenir. Pourquoi n'en serait-il pas de
même de certains ulcères ? d'autant plus qu'on ne

(1) Dictionnaire de matière médicale de MM. Mérat et Dé-
lens, art. *Digitale*.
(2) Dictionnaire de chirurgie, art. *Cancer*, page 294.

sait pas toujours quand ils sont de nature cancéreuse. Peu d'auteurs sont de cet avis et Rouzet entr'autres croit cette terminaison du cancer impossible (1). Cependant l'observation que nous avons
rapportée, l'opinion de Pouteau et de quelques
praticiens recommandables, au nombre desquels
nous comptons M. Duparcque, la rend admissible
de nos jours (2). C'est d'après ces idées que
quelquefois le Cancer pourrait bien être local,
qu'un grand nombre d'observateurs ont conseillé
des cautères sur diverses parties du corps et même dans les plaies qui restaient après avoir fait
l'opération. Le fait suivant rapporté par M. Lé-
vêque-Lasource (3) tend également à appuyer
cette manière de voir.

Nicolas Lambert, dit ce médecin, âgé de cinquante-deux ans, d'un tempérament sanguin,
fut opéré à la Charité par M. Boyer, d'une tumeur
squirrheuse occupant une grande partie du dos.
Cette maladie ayant récidivé, ce chirurgien célèbre n'osa plus tenter une nouvelle opération :
des symptômes d'inflammation apparurent, un
abcès se forma dans la plaie qui suppura beaucoup et le Cancer guérit.

(1) Ouvrage cité, page 118.
(2) Traité des Maladies de la matrice, 2e édition.
(3) Thèse inaugurale. Paris, 1807, page 27.

DE L'ARSÉNIC.

S'il est vrai, comme nous le pensons, que ce soient les agens thérapeutiques les plus actifs qui doivent procurer les meilleurs effets dans le cancer, l'*arsénic* est celui qui doit le plus fixer l'attention des praticiens ; aussi c'est un de ceux qui fut le plus anciennement employé contre cette maladie : c'est le karikon d'Hippocrate, de Celse et de Galien, dans lequel il entrait aussi de l'ellébore noir. (*Ulc. XI, 8, lind. tome II, p.* 673). C'est le réalgar des alchimistes, c'est la sandaraque des anciens observateurs qui l'employaient surtout à l'extérieur. Depuis, l'*arsénic* a fait presque constamment la base des remèdes et des antidotes employés par les guérisseurs et les charlatans contre le Cancer avec un aveuglement souvent funeste. Il entre dans la composition de la poudre de Justamond, du remède de Plumket, de la poudre de Rousselot et du frère Côme modifiée par Boyer, Antoine Dubois, Astley Cooper, Dupuytren ; dans le caustique de Nannoni, Kintkius, l'aimant arsénical de l'ancienne pharmacopée de Paris, de la poudre d'Alliot, père et fils, de Sorbet, du moine Théodoric, de Lanfranc, de Muller, de Penot, de la poudre bénite, de la poudre de Fuschius, de Craton, de Rodicus à Castro ; du liniment de Valesco de Tarente, du remède de Hou-

14

lier, d'Arnaud de Villeneuve; du caustique odo-
riférant d'Antipater, etc., etc.

A l'extérieur, au dire de certains auteurs, l'*arsénic* semble chercher le Cancer, c'est-à-dire attaquer de préférence les parties cancérées. C'é-
tait l'opinion d'Antoine Dubois que j'ai souvent
assisté dans ces sortes d'applications. A vrai dire,
c'est un effet commun à la plupart des caustiques,
du chlorure de zinc entr'autres. A l'intérieur,
l'*arsénic* a été donné par Pearson, Swédiaur, dans
la solution de Fowler, de Stark. On le trouve
dans un grand nombre de formules; Galien, d'a-
près Dioscoride et Pline, le recommande aussi
contre la phthysie, et Hippocrate dans les suf-
focations de matrice (1).

Paracelse, qui croyait que le Cancer était l'effet d'un réalgar naturel, disait qu'il fallait un
réalgar chimique pour le détruire. Lefebvre de
Saint-Ildefonse le regardait comme infaillible. Il
le donnait en solution : quatre grains d'acide ar-
sénieux dans deux livres d'eau distillée, par cuillerée, dans du lait; à l'extérieur, dans de l'eau
de carottes, avec du sucre de Saturne, du laudanum, de la poudre de ciguë, coupée quelquefois
avec du vin rouge ou de la décoction de quinquina, etc. Ce traitement a joui d'une grande vo-

(1) De morbis mulieribus, tome II. LXXVII, 7. Lind., t. II
page 602.

gue, et Rounow rapporte *vingt* guérisons radicales obtenues par cette préparation (1).

Nous avons rapporté un fait de guérison de M. Maunoir, de Genève, dû à la teinture de Fowler.

Pouteau croyait à l'efficacité de *l'arsénic* dans le Cancer, ainsi que Hill; celui-ci dit : « Que » l'expérience lui a fait attribuer une très grande » vertu à ce remède ; il affirme que l'arsénic, dans » les affections cancéreuses, jouit de la même ef- » ficacité que le mercure dans les affections sy- » philitiques. » Ce qui est loin d'être vrai selon nous. Nous avons fait usage de *l'arsénic* dans un grand nombre de cancers. C'est un médicament qui réclame toute la perspicacité et la sagesse du médecin : non seulement il ne convient pas dans tous les cas, administré à l'intérieur, mais tous les malades ne peuvent pas le supporter, même à la plus faible dose. Il en est qui le repoussent avec horreur, comme si un instinct conservateur leur disait que c'est un poison, malgré la précaution que l'on avait eu de leur en faire un mystère. Assurément *l'arsénic* doit être un agent puissant, mais la grande difficulté de le mettre d'accord avec les susceptibilités de la vie et d'en saisir l'in-dication , doit rendre le médecin réservé dans son emploi.

(1) Mémoires de l'Académie de Stockolm, 1778.

Nous avions pensé d'abord à nous aider des secours de la chimie à cet égard, mais de plus mûres réflexions nous ont convaincu que le Cancer étant une maladie encore inconnue dans sa nature, il fallait agir empiriquement envers lui comme on l'a fait à l'origine de la médecine contre toutes les maladies ; ensuite, que l'observation m'indiquerait bien mieux que l'analyse de l'urine la plus exacte, la réserve qu'il faut apporter dans l'usage de ce médicament ; enfin, que la chimie ne peut être utile que dans la thérapeutique des maladies chimiquement constatées, autrement elle vous éloigne du but que le médecin doit toujours se proposer : guérir d'abord, faire de la science après.

Chez certains malades, l'*arsénic* agit comme narcotique et endort des douleurs que l'opium n'a pas su calmer ; il produit de l'étouffement, de l'anxiété analogue à celle qu'éprouvent les personnes empoisonnées par cette substance et que les médecins italiens attribuent à la vertu hyposthénisante de ce médicament ; on fait très bien cesser ces phénomènes, avons-nous dit, par quelques centigrammes de *sedum acre*. Nous ne savons pas si cette poudre végétale serait l'antidote de ce poison, nous avons cru seulement devoir signaler cet effet aux praticiens. Nous reviendrons sur l'*arsénic* dans une autre circonstance.

DU MERCURE.

Le *mercure* ne compte que *deux* observations dans notre recueil, encore ne sont-elles que peu probantes, c'est-à-dire insuffisantes à la démonstration. Cependant à une époque où le *mercure* passait pour une panacée, il a dû être essayé fréquemment dans le Cancer, eu égard aussi aux propriétés dissolvantes ou antiphlogistiques que personne ne lui a jamais contestées. Si le *mercure* n'a pas mieux réussi dans le Cancer, c'est apparemment faute d'avoir été donné en temps opportun ou bien parce qu'il ne possède pas de vertus anti-cancéreuses. Nous croyons à cette première version. Ainsi, Von Mittag dit qu'il l'opposait aux cancers gélatineux, les mêmes qu'on nomme colloïdes de nos jours. On a surtout recommandé le *mercure* dans les cancers externes. André Wilson, par exemple, ainsi que Benjamin Gooeh, chirurgien anglais, l'ont employé sous forme de muriate sur-oxigéné, en lotions. Ce dernier le donnait aussi à l'intérieur, à la dose d'un demi-grain, dissous dans deux onces d'eau de cannelle et autant d'eau simple, avec addition de quelques gouttes de teinture thébaïque ; en même temps, il recommandait la décoction de bois sudorifiques et un régime doux; et Baumès rapporte que M. Vilmer a guéri avec le *mercure* un ulcère cancéreux de la face en quatre mois. Mac Akenside regardait la combinaison du muriate sur-oxigéné de mercure avec l'extrait de ciguë et le quinquina, comme un antidote du cancer. La liqueur de Plenck a été recommandée dans ce cas, par le professeur Hartmann (1). Enfin, l'onguent de cataputia, dont nous avons rapporté *un* cas de guérison, paraît devoir son efficacité au *mercure* qui entre dans sa composition.

D'un autre côté, Bierchen, médecin suédois, accuse le mercure de hâter le développement du cancer comme il accuse la ciguë de le produire. J. Burns et S. Cooper ont à peu près la même opinion (2), et les auteurs de l'article *Cancer*, du *Dictionnaire des sciences médicales*, disent : « Que » le *mercure* n'a jamais guéri que des maladies » vénériennes qui avaient quelques apparences » de cancer. » Nous ne partageons pas cette opinion, et les observations que nous avons rapportées de Boyer et de plusieurs autres, doivent rendre circonspect dans ces conclusions. Nous avons fréquemment fait usage du mercure dans les maladies cancéreuses ; il nous a semblé que dans plusieurs cas, c'était un puissant moyen d'en enrayer la marche, de calmer les douleurs, de contenir les réactions vitales, soit qu'on le donne à l'intérieur, soit qu'on l'applique sur la peau.

(1) Journal de médecine, par Baumès, volume **XX**.
(2) Dictionnaire de chirurgie de cet auteur.

Nous l'avons souvent employé d'une manière in-
terrompue, et nous avons toujours vu les femmes se décolorer pendant son usage, perdre de
leur activité naturelle, se plaindre de courba-
ture, de lassitude, et se montrer étiolées comme dans la plupart des autres cas où on en fait
usage. Ainsi nous le recommandons chez les personnes sanguines, hypérémiques, qui, pour le
dire en passant, sont si disposées aux affections
cancéreuses à un certain âge. Nous le donnons
sous forme de sublimé, de calomel, sous forme
d'onguent et en pilules, à doses très réfractées,
c'est-à-dire à celles que les organes peuvent supporter sans être troublés, ni réagir d'une manière
morbifique sur l'économie. A l'intérieur, nous
l'employons à l'état d'onguent simple, ou associé avec une foule d'autres médicamens, en lotions ou en poudre, dans le pulvéro-topique.

DU CUIVRE.

Le *Cuivre* est depuis long-temps abandonné
dans le traitement des maladies cancéreuses;
nous n'en rapportons qu'*un* fait de guérison que
nous avons trouvé dans le mémoire de Von Mittag sur le Cancer. Le *Cuivre* faisait la base du
remède de Gerbier, qu'on a tant vanté ; avant lui,

Lieb le faisait prendre porphyrisé, à la dose d'un
1|4 ou 1|2 grain jusqu'à 20 et 30 grains par
jour (1).

Gerbier dit avoir obtenu *huit* guérisons radicales avec le *verdet* ou acétate de cuivre. Le remède de Gamet, qui a joui d'une si grande vogue
en 1759, était composé, à ce qu'il paraît, d'acétate
de cuivre uni à la ciguë et à la limaille de fer.
On le donnait en pilules, en bains, en lotions, en
frictions et même en lavemens; nous ajoutons
peu de confiance aux guérisons qui lui sont attribuées. Von Mittag dit pourtant avoir vu guérir
par ce remède plusieurs cancers de la matrice,
de la gorge, des aisselles, des aînes et des mamelles. D'après cela, il ne serait peut-être pas
inutile de recommencer des épreuves a cet égard,
d'autant plus que Solier de la Romillais, chargé
par l'ancienne Faculté de médecine de Paris, en
1778, d'essayer ce remède, a déclaré que : « sur
huit malades, un avait été guéri, deux notablement soulagés; chez les autres le mal avait per-
sévéré.

DE L'OR.

L'*Or*, ainsi que ses préparations, sont des médi-

(1) Dictionnaire de MM.ᵉ Mérat et Delens, art. *Cuivre.*

camens trop actifs pour qu'ils n'agissent pas dans le Cancer; mais il est tout nouvellement introduit dans la thérapeutique et n'a pu être encore fréquemment employé contre cette maladie. M. Duparcque, dans un cas que nous avons cité, dit en avoir obtenu des succès ; c'est donc un agent qu'il faut essayer, mais avec toute la réserve et la prudence que son activité réclame ; son efficacité, dans les scrofules, signalée plusieurs fois par M. Legrand et M. Duhamel, nous porte à penser qu'il ne serait pas inutile dans les affections qui nous occupent.

DU QUINQUINA.

Le *Quinquina* n'a jamais été employé qu'à l'extérieur dans les cancers ulcérés; Rouzet dit que, combiné avec le camphre, il produit d'heureux effets en diminuant la douleur, la fétidité de l'ichor et par suite la fièvre (1) ; c'est effectivement ce que nous avons observé nous-même dans quelques cas.

Nous avons passé en revue jusqu'ici les médicamens suivis de succès sérieux, que nous avons essayés d'obtenir nous-même. Il en est beaucoup d'autres que nous nous proposons plus tard de

(1) Ouvrage cité, page 332.

signaler; mais il en est deux pourtant, malgré leur étrangeté, dont nous devons nous entretenir en raison des effets qu'on leur attribue et des hommes respectables qui les ont proposés : nous voulons parler du suc gastrique et de la chair de lézard.

DU SUC GASTRIQUE.

Le retentissement que vient d'avoir l'emploi du *suc gastrique* dans la dissolution des calculs urinaires nous a rappelé que ce produit avait été essayé dans le traitement du Cancer ; en effet nous avons trouvé *deux* faits, sinon concluans, du moins propres à démontrer son action réelle sur cette maladie.

C'est à Senebier qu'on est redevable des expériences qui ont été faites à cet égard et probablement aussi des deux faits que nous avons rapportés sans nom d'auteur et qui ont été observés à Genève. Quoi qu'il en soit, cet anonyme a été conduit à employer le *suc gastrique* dans les cancers ulcérés par suite des bons effets qu'il en avait obtenus sur des ulcères simples ; il rapporte plusieurs observations de guérison. Il va même jusqu'à dire « que les ulcères les plus mauvais « n'ont pas résisté à l'énergie de ce topique « étayé surtout d'un traitement interne. »

Il l'employait tiède, réchauffé au bain-marie

pendant l'hiver et à la température ordinaire pendant l'été. Après avoir lavé l'ulcère, on le recouvre avec de la charpie et des compresses qui en sont imbibées. On arrose l'appareil toutes les deux heures et on fait le pansement deux fois par jour. Les malades éprouvent d'abord des douleurs assez vives, mais un grand calme parfois y succède. A partir de ce moment, au dire de l'auteur, il n'y a plus de souffrances, et le mal marche vers la guérison.

On prend de préférence le *suc gastrique* chez les herbivores, à cause de la facilité qu'on a de se le procurer, et de la grande quantité qu'ils en fournissent, les bœufs surtout, quand on les fait jeûner un ou deux jours. Les quatre estomacs de ce ruminant en contiennent ; mais la caillette, assure l'auteur, fournit le meilleur et le plus liquide. A défaut du *suc gastrique de bœuf*, celui du mouton, de la chèvre peut le remplacer ; mais, pour cette dernière, le jeûne est indispensable, on ne dit pas pourquoi. Après l'avoir recueilli, et laissé reposer, on le filtre à travers un linge et on le conserve dans des vases bien fermés (1).

Alibert dit que Jurine s'est servi du *suc gastrique* dans le pansement du cancer, sans s'expliquer sur les effets qu'il en a obtenus (2).

Ces expériences sont interrompues depuis long-

(1) Journal de Vandermonde, tome **LXXIII**, page 13.
(2) Monographie des Dermatoses, page 167.

temps ; il serait à désirer qu'elles fussent reprises et nous ne serions pas étonnés, d'après les essais de M. Blondlot, répétés par M. Payen, sur la force dissolvante de ce liquide sur divers tissus organiques, tels que les muscles, les os, etc., et celles de Spallanzani, et tout récemment de M. Millot sur les calculs urinaires, que ce moyen étrange pût modifier favorablement les plaies cancéreuses.

DES LÉZARDS.

Nous n'aurions pas parlé de l'emploi médical de la chair des *Lézards*, qui rappelle un peu trop la crédulité du moyen-âge en ces sortes d'arcanes, si nous n'avions recueilli deux faits qui s'y rapportent, et si ce remède n'était appuyé du nom respectable de Fontana.

C'est Florès, en 1781, qui, le premier, a fait usage du *lézard* dans le cancer ; auparavant il avait été donné dans un grand nombre de maladies ; depuis, plusieurs observations publiées en Sicile et en Allemagne, tendent à établir les propriétés réellement anti-cancéreuses de la chair de ce reptile.

Fontana a constaté dans le *lézard vert* surtout, une grande quantité de sel alcalin ; c'est dans ce principe qu'il place sa propriété médicamenteuse. Il conseille de le faire sécher, de le réduire en poudre et d'en donner un gros par jour, ce qui représente un lézard entier ordinaire (1). Baumès affirme que l'usage du *lézard* est très répandu en Italie, et que dans un recueil de dissertations, qu'il ne désigne pas, on trouve une réunion de faits constatant l'influence heureuse de la chair crue du lézard sur le Cancer (2).

En France, il a été partout rejeté. Nous ne l'avons jamais essayé, c'est assez dire que nous n'y avons pas de confiance.

MOYENS DIVERS.

Après avoir parlé isolément des médicamens qui méritent du crédit dans le traitement du cancer, par les faits qui s'y rattachent, il nous reste à dire un mot des cas où ces moyens ont été employés simultanément les uns après les autres, suivant des indications, sans doute, que chaque auteur a su saisir, mais que nous ne pourrions pas transmettre; ils sont assez nombreux, et pour nous, qui croyons le Cancer d'une nature complexe, et qui ne pensons pas qu'on puisse jamais lui opposer un spécifique, ils ont un intérêt

(1) Journal de Vandermonde, août 1787.
(2) Journal de Médecine, tome XX.

particulier. En effet, les guérisons de cancers qu'on a obtenues par des *moyens divers*, représentent parfaitement, selon nous, la conduite que doit tenir le médecin en pareille circonstance : s'adresser d'abord aux moyens rationnels quand le cas le comporte, puis mettre en usage tous les agens, suivant son expérience, ses appréciations, ses inspirations, son tact, son instinct; car, encore une fois, tous les moyens sont bons quand ils guérissent, et la plupart guériraient s'ils étaient employés à temps opportun et d'une manière convenable.

Je regarde comme coupable, peu éclairé, inhumain, contraire au progrès, le médecin qui, ne pouvant se rendre maître d'une maladie par les moyens rationnels ou connus, refuse d'en essayer d'autres; attendu que nous ne connaissons pas toutes les ressources de l'art ni les limites du *possible*.

Nous avons donc rangé sous le titre de cancers guéris par des moyens divers, *huit* guérisons qui ne peuvent être attribuées à un moyen seul ou principal. Dupré de Lisle, par exemple, a eu recours successivement aux amers, aux purgatifs, aux saignées, aux altérans, aux toniques, etc. Quand les antiphlogistiques qu'il vante en général n'ont pas eu le succès qu'il en attendait, il a employé le soufre mêlé au savon. On a établi parfois avec avantage un ou plusieurs cautères au bras, dans la plaie ou autour, avant et après l'opération du cancer. Manne dit que l'application de quatre cautères lui a constamment réussi (1). Pouteau avait également une grande confiance dans ce moyen pour guérir le Cancer, car il est peu de cas où il ne s'en soit servi. Il en est de même de Dupré de Lisle qui rapporte plusieurs faits pour étayer cette opinion. Peyrilhe pourtant a sévèrement blâmé cette méthode ainsi que le lait de chèvres nourries avec la ciguë, proposé par le même auteur. Jules-César Aranzi assure avoir guéri plusieurs cancers par le régime et les évacuans. Pierre Forest dit avoir guéri des cancers de la mamelle seulement avec des émolliens et des digestifs.

Beaucoup d'auteurs conseillent des substances dans lesquelles se trouve l'Iode.

M. Vingtrinier, médecin distingué de Rouen, a essayé avec succès l'huile de foie de morue et de raie, surtout, contre certaines tumeurs du sein d'une nature douteuse (2). Nous avons employé nous-même ce médicament contre des cancers caractérisés; les malades en ont éprouvé un soulagement suffisant pour encourager les praticiens à faire de nouveaux essais.

Il est des sujets aussi que l'on peut regarder comme guéris par les *seuls efforts de la nature,*

(1) Mémoire de Ledran sur le cancer, page 36.
(2) De l'emploi médical de l'huile de foie de Morue et de Raie. Rouen 1843.

tant les moyens qu'on a employés sont nombreux ou les effets des médicamens peu marqués : tel est, par exemple la quatre-vingt-septième observation rapportée par Rivière, dans laquelle on n'a employé qu'un mélange d'eau de pavot rouge, de plantain, de roses et de miel rosat ; et deux autres, où il ne s'est servi que d'eau de pavot. Il en est de même de celles de Barker, Lassus et Hildan, dans lesquelles on a fait usage de lessive de cendres, de thérébentine, de résine, etc. M. Bouchereau a employé successivement, chez le même malade, la ciguë, les fondans de Rotrou, les emménagogues, les altérans ; et le malade guérit. Enfin, M. Duparcque dit avoir des succès avec les antiphlogistiques, la ciguë, l'hydrochlorate d'or, employés simultanément dans les tumeurs du sein, ou les cancers de la matrice. Nous pourrions rapporter un grand nombre d'observations où nous avons nous-même essayé une foule de moyens parfois si nombreux, si variés chez la même malade, si opposés en apparence dans l'action qu'on leur attribue généralement, que nous ne pourrions véritablement désigner celui qui a agi avec le plus d'efficacité.

DES EMPLATRES ET DES ONGUENTS.

Pour compléter la série des moyens qui ont été

mis en usage dans les affections du sein, nous aurions encore à nous entretenir des *caustiques*,
des *emplatres* et des *onguens ;* mais les premiers
feront le sujet d'un travail que nous trouverions
ici hors de propos; les seconds se montrent si peu
efficaces en général, que nous n'avons pas cru devoir nous y arrêter. Cependant il en est qu'on ne
doit pas dédaigner. Toutes les fois qu'une maladie
n'est pas connue, on est ramené vers la médecine
primitive et obligé d'agir d'après l'observation.
Tous les emplâtres, les onguens, les pommades
sont susceptibles d'action dans les maladies du
sein, à leur début; mais ils ont l'inconvénient
d'en imposer souvent aux malades, et de leur
faire perdre un temps précieux en vaines espérances, ou même d'exciter certaines tumeurs
dont il faudrait au contraire déprimer la vitalité ; enfin, d'irriter la peau, surtout ceux qui
y adhèrent, et d'intercepter ainsi la seule voie
par où ils peuvent être utiles. De plus, les *pommades* ont l'inconvénient de provoquer l'inflammation de la peau et celle des parties profondes; en outre, le frottement que nécessite
leur emploi détruit presque toujours les bons effets qu'on pourrait en attendre. Ainsi donc, aux
emplâtres qui adhèrent doivent être préférés
ceux qui n'adhèrent pas, où il entre du plomb,
du mercure surtout; nous en faisons préparer un
dans lequel il entre de l'arsénic, et qui paraît

réunir tous ces avantages ; mais en général, ces moyens peuvent être remplacés avec succès par les *pulvéro-topiques.*

Maintenant, aux moyens qui précèdent et que nous avons expérimentés en grande partie, on pourrait en ajouter beaucoup d'autres et grossir cette liste de quelques centaines d'antidotes ou de remèdes nouvellement proposés , mais nous avons pensé que la médecine possède assez de moyens, trop même quelquefois ; il suffit de savoir quand et comment on doit les employer; voilà le difficile, voilà ce qu'on n'écrit, ce qu'on n'enseigne pas, ce qu'on apprend soi-même.

Cependant nous ne pouvons passer sous silence les essais que nous avons faits, des *incisions sous-cutanées* dans les affections cancéreuses, non plus que l'application des médicamens en poudre mis à nu sur la peau, médication excellente qu'on a beaucoup trop négligée.

DES INCISIONS SOUS-CUTANÉES.

En 1838, quand cette nouvelle opération se répandit, je pensai qu'on pouvait l'utiliser dans les tumeurs du sein, et que, par son moyen, il serait possible de modifier avantageusement les affections de cet organe. A cet effet, nous avons pratiqué des *incisions* dans les points où passent

les vaisseaux et les nerfs; nous avons encore eu
l'intention, en agissant ainsi, d'arrêter la propa-
gation du mal aux parties voisines, comme également, en morcellant les tumeurs, de favoriser
leur résorption. Dans le premier cas, nous avons
agi particulièrement entre l'aisselle et le mal, sur
le trajet des vaisseaux et des nerfs indiqués très
souvent par des cordons fibreux qui sont les
avant-coureurs des engorgemens de cette région;
dans le second cas, nous avons agi sur des trousseaux ligamenteux qui s'irradient de la tumeur
vers le sternum surtout, où elles semblent chercher de nouveaux élémens de vie. Enfin nous avons
incisé ces engorgemens dans toute leur épaisseur
soit en long, soit en travers, en plus ou en moins
de parties, suivant leur volume et leur dureté,
suivant aussi notre intention de favoriser une sub-
inflammation latente utile à notre but. Voici les
résultats que nous avons obtenus :

Une femme qui portait un engorgement mammaire que nous avions déjà enrayé dans sa marche, se présente de nouveau au Dispensaire en
nous disant que son mal lui semble faire des progrès : pour calmer les douleurs qu'elle accusait,
nous pratiquâmes la section des principaux trousseaux fibreux qui partaient, en rayonnant, de son
centre, dans la pensée que c'était là une voie de
communication qu'il fallait intercepter. La malade souffrit peu et depuis ce temps, l'engorge-

ment est devenu diffus, et cette femme, qui continue de venir au Dispensaire de loin en loin, a cessé de se plaindre.

Une autre femme, du Dispensaire, portait dans la mamelle gauche, une tumeur circonscrite que l'on avait voulu opérer dans les hôpitaux. La compression l'avait réduite au tiers de son volume ; mais il restait, dans le creux de l'aisselle, plusieurs petits ganglions indurés et des trousseaux fibreux venant de la tumeur, qui me paraissaient d'une communication dangereuse. Il y avait en outre, du côté du sternum, une corde tendineuse assez considérable et isolée. Je résolus de les détruire par des *incisions sous-cutanées* et de séparer ainsi complétement la tumeur des parties voisines. Effectivement, elle devint beaucoup plus mobile et si facile à déplacer qu'elle éludait la compression en s'échappant à chaque instant de dessous la pelotte. Dès lors je pensai à la diviser dans toute sa longueur dans l'espoir d'en obtenir l'entière résolution. La tumeur diminua, s'aplatit, et aujourd'hui elle reste à l'état stationnaire.

Mlle A...., dont nous avons déjà parlé, conservait dans la mamelle droite deux petites tumeurs isolées, qu'elle désirait vivement voir disparaître ; après avoir mis en usage la compression et divers autres moyens, je pratiquai deux *incisions sous-cutanées ;* chaque segment diminua, s'arrondit, et se cicatrisa isolément. Aujourd'hui, cette demoiselle se porte bien, et sa tumeur ne fait plus de progrès.

Mme la marquise d'A..... avait vu paraître au bord sternal de la glande mammaire droite, un petit engorgement auquel elle n'avait d'abord fait aucune attention. Un médecin lui avait fait mettre plusieurs emplâtres; pendant ce traitement le mal fit des progrès rapides; quand elle s'adressa à moi, la tumeur était du volume d'un œuf aplati, elle s'avançait entre les deux mamelles, et n'était que fort peu mobile. M. Velpeau, consulté, conseilla l'opération; la malade ne voulut pas s'y résoudre. Après quelques jours de traitement, la compression ne pouvant plus être supportée, je fis la *section sous-cutanée* d'un trousseau fibreux qui se dirigeait vers le sternum, mais cela n'empêcha pas le mal d'augmenter; les parties divisées se réunirent bientôt, et la trace de mon opération disparut. Peu de temps après la malade donna sa confiance à un charlatan entre les mains duquel elle est morte, il y a quelques mois.

Il faut que les chirurgiens, qui voudraient pratiquer ces opérations, sachent qu'elles ne sont pas aussi faciles qu'on pourrait le croire; d'abord, on a quelque peine à introduire un ténotome, si aigu qu'il soit, au-dessous de ces glandes raremens bien circonscrites ou isolées, et plus ou moins adhérentes; et de plus, les tissus que l'on veut diviser sont souvent très résistans : ils crient sous l'instrument, sont durs, fibreux, parfois granulés, quasi osseux. Pour pratiquer l'opération, il faut s'armer d'un ténotome très fort, à courte lame, concave, pour mieux retenir la glande toujours disposée à s'échapper sous le tranchant de l'instrument ; à moins qu'elle ne soit trop grosse ou trop résistante, et, dans ce cas, un ténotome convexe ou droit qui agit en sciant, est préférable. Dans tous les cas, il faut que l'instrument soit monté sur une longue tige et sur un manche solide capable de résister aux efforts qui deviennent parfois nécessaires dans cette occasion. Le manuel opératoire est simple; on introduit le ténotome à plat jusqu'au dessous du point que l'on veut séparer; on le redresse, on saisit la glande entre le pouce et le doigt indicateur de la main opposée, et on incise en sciant, comme si l'on voulait fendre la peau de dedans en dehors. La malade souffre peu dans cette circonstance; mais elle accuse un sentiment de brûlure, qui semble parfois très pénible. S'il s'épanche un peu de sang sous la peau, il ne faut pas s'en occuper, il est résorbé facilement. Nous n'avons jamais observé d'autres accidens des *incisions sous-cutanées*, sur lesquelles nous ne voulons pas entrer dans plus de détails.

En résumé, d'après les observations qui précèdent et quelques autres, nous devons dire, que les *incisions sous-cutanées* ne nous paraissent pas devoir être très utiles dans les tumeurs suspectes du sein. Cependant, quand elles marchent vers la guérison, ou quand leur amélioration s'arrête, on peut de cette manière les isoler davantage, raviver la faculté absorbante endormie, et leur faire perdre encore de leur volume; mais sur les tumeurs de mauvaise nature, sur celles qu'on n'a pu arrêter un seul instant par un moyen quelconque, on ne doit pas les tenter; elles ne font qu'exciter l'inflammation dévastatrice *sui generis*, qui s'accroît, et qui n'en marche que plus vite après. Employées dans les névralgies du sein, pour faire cesser les douleurs, comme les a pratiquées M. Rufz, de la Martinique, elles peuvent amener ce résultat, si l'on est assez heureux pour rencontrer les filets nerveux qui en sont le siége; il n'est pas besoin d'ajouter que ce moyen ne sera pas invoqué avec trop d'empressement par un médecin expérimenté et qui ne veut pas s'en rapporter au hasard seul dans le traitement d'une maladie.

DES PULVÉRO-TOPIQUES.

La peau absorbe non seulement la chaleur, l'air ou son oxigène, l'eau, comme nous l'avons démontré dernièrement dans un mémoire à la Société de médecine de Paris, mais encore elle se laisse pénétrer par les substances alimentaires les médicamens, par des principes de toute sorte. La peau est donc une excellente voie, large et puissante, ouverte à la médication, et nous ne concevons pas jusqu'ici qu'elle ait été aussi négligée.

Nous avons pensé à utiliser cette faculté des tégumens dans les tumeurs des mamelles, d'autant plus que, de cette manière, les médicamens, pour pénétrer dans la circulation, sont obligés det raverser les tissus morbides, de telle sorte, que le principe de la maladie peut être ainsi modifié, sinon détruit.

A cause de l'importance de cette nouvelle médication, nous rapportons quelques passages du mémoire que nous avons lu à l'Académie de médecine sur ce sujet.

Nous ne savons pas comment les médicamens se comportent dans l'économie, nous savons seulement qu'ils y pénètrent; d'après les expériences de MM. Panizza, Kramer, Liebig et de beaucoup d'autres chimistes, les urines et toutes les autres sécrétions pourraient en fournir la preuve.

Nous rappellerons que les médicamens pénètrent dans nos tissus, au moyen de l'absorption, par les voies digestives, par la surface pulmonaire, par la peau, ou, artificiellement, par l'incision ou la dénudation du derme.

Par les voies digestives, les médicamens sont exposés à être mêlés à des matières diverses qui les détériorent, et même parfois annulent leurs propriétés.

La surface pulmonaire n'est accessible qu'à un petit nombre de moyens.

Les incisions et les dénudations du derme ont l'inconvénient d'en déterminer l'inflammation, et de s'opposer ainsi au service qu'on leur demande.

La peau seule, à l'état normal, offre au thérapeutiste, une voie large et sûre, par laquelle les médicamens parviennent à l'économie, dans leur état de pureté. La peau est là, toujours à notre disposition; on ne peut guère en abuser; rarement elle s'enflamme, pour peu qu'on la ménage; si la faculté absorbante varie quelquefois, elle ne cesse jamais complétement.

La peau, à l'état naturel, absorbe beaucoup plus qu'on ne croit; le poids du corps augmente par l'effet du bain; on asphyxie des animaux en les couvrant de vernis. Certains individus se nourrissent pour ainsi dire par la peau. L'absorption par cette voie est donc bien démontrée, et sa rapidité est parfois surprenante; je n'ai pas besoin d'en citer des exemples.

Il y a plus: on est autorisé à penser que la

peau absorbe indistinctement tout ce qui se présente à sa surface. Mais l'économie se hâte ensuite
d'éconduire et d'éliminer les principes qui lui
sont inutiles ou toxiques; c'est ce qui se voit
quand on est resté quelques instans dans un
amphithéâtre de dissection après avoir fait des
autopsies; l'on connaît l'expérience de Bichat,
qui s'était placé pendant deux heures entre plusieurs cadavres dans un état de putréfaction très
avancée, avec la précaution, toutefois, de laisser
son visage à l'air libre; son corps exhala toute la
journée l'odeur méphitique au milieu de laquelle
il était momentanément resté. Il est à penser
aussi que parmi les alimens et les substances mé-
dicamenteuses, la nature ne retient que les molécules qui peuvent lui servir pour se réparer ou
se guérir, et que les poisons eux-mêmes ne se
présentent aux divers organes éliminatoires que
lorsqu'ils ne sont plus utiles à la curation de telle
ou telle maladie, ou quand ils ont été pris en
excès. Il y a pourtant ici quelque chose de singulier, c'est l'innocuité de certaines substances
malfaisantes sur la peau et sur toute l'économie,
c'est la non-absorption des virus. Pourquoi?
Est-ce que l'orifice des absorbans parfois se con-
tracte, ou bien est-ce que ces substances peuvent
parcourir la circulation, se présenter aux divers
émonctoires sans altérer les tissus qu'ils traver-
sent? Il y a là, dans toutes les parties de l'écono-

mie prises isolément, aussi bien que dans leur ensemble, une loi d'affinité ou d'attraction qui n'est pas bien connue.

Ce n'est guère que contre le goître qu'on a invoqué cette faculté de la peau (1) ; on trouve cependant dans le formulaire Sainte-Marie de Lyon, la pharmacopée Batave, Russe, le formulaire de Montpellier de M. Borie de Saint-Vincent, celui de Cadet de Gassicourt, la pharmacopée prussienne, des sachets résolutifs, aromatiques, purgatifs même; mais presque tous sont humides ou opposés à d'autres maladies que celles qui nous occupent ici. Les sachets de l'abbé Gendron cités par son frère (2) étaient également humides et ne peuvent guère, en raison de cette condition, être employés sans inconvéniens dans les maladies qui nous occupent (3). M. Chabrely, en 1840, a publié dans le Bulletin médical de Bordeaux, un excellent article sur les sachets employés dans diverses maladies ; depuis cinq à six ans, nous faisions

(1) *Sachet de Morand* : Hydrochlorate de soude, hydrochorate d'ammoniaque, éponge calcinée ; de chaque, parties égales.
Sachet de M. Duméril : Sulfate de fer, sulfate de chaux, hydrochlorate d'ammoniaque. Aussi parties égales.
(2) Recherches sur la nature et la guérison du Cancer. Paris, 1700.
(3) Ils résultent « de la lixiviation de certaines pierres po» reuses que l'on trouve dans la Beauce et que l'on éteignait » avec du vinaigre. » A quoi M. Gendron, médecin, ajoutait : « du soufre, du cuivre, du fer et du plomb. » (Page 138.)

usage au Dispensaire Sainte-Geneviève de médicamens pulvérulens contre les vaginites et les ulcérations du col de l'utérus; ce mémoire nous a
décidé à les employer contre les tumeurs ou les
engorgemens des mamelles.

Nous appelons *pulvéro-topique* un petit appareil composé d'un morceau de taffetas gommé
destiné à empêcher l'évaporation, maintenir la
chaleur nécessaire à l'absorption et protéger les
vêtemens contre l'action de certains médicamens; d'une couche de ouate ou de coton cardé
que l'on saupoudre de la substance médicamenteuse; enfin d'un morceau de gaze ou de mous-
seline très claire pour empêcher cette dernière
de tomber. (*Voir la planche.*)

Les médicamens du *pulvéro-topique* sont renouvelés tous les huit ou dix jours.

Tous les médicamens à l'état de poudre peuvent
être employés de cette manière, excepté pourtant
ceux qui attirent l'humidité de l'air ou qui se
décomposent par celle qui s'exhale du corps.

Par cette voie, les médicamens pénètrent aussi
bien dans le sang que par toute autre; mais ils
ont de plus un effet local auquel on n'a peut-être
pas assez fait attention: pour parvenir de la surface cutanée dans la grande circulation, ils sont
obligés de passer par la petite; c'est-à-dire de
traverser tous les tissus qui les séparent du tor-
rent circulatoire. De sorte qu'en cheminant ils

peuvent se trouver en contact immédiat avec les agens ou les molécules morbides ; que ce soit ensuite par affinité, par leur propriété électrique, électro-chimique, simplement chimique, dynamique ou autres, qu'ils agissent en modifiant la sensibilité ou la manière d'être des tissus qu'ils touchent, peu importe; toujours est-il qu'ils peuvent, pour ainsi dire, saisir corps à corps l'ennemi qu'ils sont chargés de combattre ; ce qui n'empêche pas pour cela leur effet général quand ils sont parvenus dans la grande circulation.

Je ne rapporterai pas les bons effets que j'ai obtenus de cette médication dans diverses maladies des mamelles, dans les névralgies, ou les douleurs qui se manifestent si fréquemment à l'époque des règles.

J'ai vu, soit au Dispensaire Sainte-Geneviève, soit dans ma pratique particulière, un grand nombre de tumeurs que moi-même, avant les tentatives que je viens de faire connaître, je voulais enlever, et que par ce moyen j'ai rendues stationnaires.

J'ai en ce moment en traitement une femme qui a été opérée deux fois par M. Blandin ; quand elle s'est présentée à mon observation, elle portait deux ulcérations dans le creux de l'aisselle, et plusieurs tubercules dans ce qui lui restait de la mamelle droite ; son teint était jaune et cachectique ; les plaies de dessous le bras se cicatrisèrent, la coloration de la peau redevint naturelle, et, par l'effet du *pulvéro-topique*, l'engorgement du sein n'augmentait plus, et les douleurs avaient disparu, quand la malade cessa de nous venir voir.

Une autre femme, également opérée deux fois, s'est présentée à mon observation avec deux plaies au sein ; l'une avait été faite par un médecin, je ne sais dans quel but ; le bras de cette malade était enflé, tout le côté de la poitrine était dur, sclérémateux, et parsemé de granulations cancéreuses, son teint était de couleur terreuse ; malgré cela, en quelques jours, l'une des plaies fut entièrement cicatrisée, l'autre le sera bientôt, et le *pulvéro-topique* a dissipé en partie le gonflement du côté et du bras. Quoi qu'il en soit, cette femme est dans le plus fâcheux état, et ne peut manquer de succomber.

Ces deux exemples prouvent qu'il ne faut pas toujours désespérer entièrement dans le Cancer, et, de plus, que les médicamens appliqués à la peau sous forme de poudre, sont susceptibles d'action.

Une femme m'avait été adressée par le docteur Maurial pour un engorgement squirrheux des deux seins. Quoiqu'ils fussent durs comme du marbre, elle a vu son état s'améliorer, malgré l'ulcération de l'un deux.

Une dame de Versailles, qui avait un squirrhe

au sein, ayant pour base un engorgement assez considérable, me fut adressée par M. François, son médecin ordinaire; elle a vu, en quelques jours, le gonflement diminuer; il n'en reste plus maintenant qu'un tubercule, qui peut être enlevé ou laissé indifféremment, sans danger.

M. le docteur Macartan m'a adressé un dame, il y a quelque temps, pour une glande du sein, peu volumineuse, il est vrai; à l'aide du *pulvéro-topique*, elle a entièrement disparu.

Il y a quelques mois, une dame de la plus mauvaise constitution m'est venue de la part de M. le docteur Raymond, pour une glande considérable dans le sein droit. Le *pulvéro-topique* l'a fait diminuer rapidement. Mais aujourd'hui, par suite de négligence de la part de la malade, cette glande a repris son volume, et il faudra avoir recours à une autre médication.

M. le docteur Hermel m'a adressé une dame qui porte dans le sein droit, un squirrhe rétracté enté sur un engorgement assez considérable; le *pulvéro-topique* a fait diminuer celui-ci en quelques jours. Aujourd'hui, le mamelon qui était auparavant enfoncé dans la tumeur, ressort, et la malade n'éprouve plus de douleurs. Je voulais enlever le squirrhe pour en finir, mais M. Nélaton en a jugé autrement; la malade garde sa glande considérablement amendée.

La sœur de celle-ci portait également dans le

sein une tumeur, que plusieurs chirurgiens voulaient ôter; aujourd'hui, elle a diminué, et elle est tellement ramollie, qu'elle est confondue avec le reste de la glande. Cette femme se porte bien.

Une dame, qui a été traitée au Dispensaire, il y a quatre à cinq ans, pour un engorgement diffus dans les deux seins, épouvait encore dans ces organes des douleurs très vives. Il y a trois mois, elle vint me consulter; l'application d'un *pulvéro-topique* de poudre de ciguë et de camphre a fait cesser ses souffrances, et ces engorgemens restent à l'état inerte.

Je pourrais rapporter un plus grand nombre de preuves de l'efficacité des médicamens en poudre appliqués à la peau, mais les malades ont usé en même temps d'une autre médication.

En résumé, je crois que les médicamens pulvérulens appliqués sur la peau sont d'une grande efficacité sur les tumeurs en général, et en particulier sur celles qui sont susceptibles de dégénérer en cancer.

Je dois ajouter que pour aider leur action, la *compression* m'a paru un excellent auxiliaire. On la pratique avec une bande ou avec les moyens dont nous avons parlé.

Voici des remarques que nous avons faites et qui ne seront peut-être pas inutiles pour la pratique : en général, c'est lorsqu'il n'y a point d'in-

flammation qu'il faut employer le *pulvéro-topi-*
que et mêler les médicamens avec moitié, 3/4
ou 5/6 de sciure de guimauve, de fécule ou
d'amidon ou toute autre poudre inerte comme de
la craie, de la poudre de bois ou de lycopode.

L'Iode détermine fréquemment l'inflammation
de la peau et même de la glande sur laquelle on
l'applique. Alors les accidens augmentent par le
fait du remède, et l'on est contraint d'en suppri-
mer l'usage.

La poudre de chaux, de tartre stibié, le calomel et le sous-carbonate de fer, ont l'inconvénient
de sécher l'épiderme ; dans ces cas, il faut diminuer la dose de ces médicamens ou augmenter
la proportion du véhicule, ou mieux les suppri-
mer tout-à-fait.

L'usage prolongé de la belladone, du camphre,
de la ciguë, de la digitale ramènent quelquefois
dans le sein des douleurs calmées d'abord par leur
emploi. On dirait qu'on a dépassé ainsi la tolérance
de la partie malade et que la vitalité se révolte,
pour ainsi dire, d'une médication qui n'est plus
en rapport avec ses besoins ; dans ce cas, l'application de fleurs de sureau, de sauge ou de la-
vande, quelques lotions alcooliques, font très-
bien cesser ces symptômes sans importance, mais
qui tourmentent d'autant plus les malades qu'ils
apparaissent alors qu'elles se croyaient guéries.
J'ajoute que ces douleurs du sein, névralgiques,

rhumatismales ou autres, sont très rebelles et reviennent souvent, quoiqu'on fasse; il est bon d'en prévenir les femmes qui les éprouvent.

Ici se termine ce que nous avions à dire sur le Cancer. On peut voir :

1° Que cette maladie n'est pas toujours incurable ;

2° Que lorsqu'on ne la guérit pas, on peut toujours en modérer les symptômes, l'arrêter dans sa marche, même dans les cas les plus désespérés, et prolonger ainsi l'existence des malades.

3° Que pour obtenir ce résultat, il faut s'adresser à différentes médications suivant l'âge, le tempérament des malades, et une multitude de circonstances ;

4° Que cette manière d'agir est plus rationnelle que celle qui est suivie de nos jours, par conséquent elle doit lui être préférée : ainsi donc, avant de pratiquer une opération grave, douloureuse, incertaine dans ses résultats, et qui n'est jamais sans danger, quoi qu'on dise, il faut épuiser les ressources de l'art ; et, dans tous les cas, il est inhumain et contraire à la science d'abandonner les malades à la nature, c'est-à-dire à une mort certaine, et précédée de pénibles angoisses.

Nous n'avons pas besoin de dire que dans ce travail, notre intention n'a pas été de faire un traité complet sur les *maladies cancéreuses*, mais seulement de ramener l'esprit des médecins dans

une voie meilleure, en plaçant quelques jalons
sur une route si difficile à parcourir; que nos opinions sont basées : sur les *trois cent deux* observations recueillies par nous dans les auteurs, sur
celles qui nous sont propres, que nous ne faisons
qu'indiquer pour ne pas détourner l'attention, et
sur un grand nombre d'autres qu'il eût été superflu de rapporter ici; sur les essais que nous
avons faits, sur notre expérience, sur les résultats
que nous avons obtenus, et que nous allons faire
connaître.

Par les pulvéro-topiques, la compression, quelquefois les emplâtres, et un traitement interne
approprié, nous avons vu de ces tumeurs,
ordinairement si rebelles, s'affaisser, perdre de
leur volume, et quand elles étaient petites et ré-
centes se dissiper tout-à-fait; il en est qui se di-
visent, dont les élémens se dissocient, et se
séparent en petites indurations qui restent ensuite
stationnaires; d'autres diminuent peu à peu et se
réduisent à un noyau imperceptible qui se perd le
plus souvent dans le tissu graisseux. Nous avons
vu des engorgemens diffus disparaître et ne laisser après eux que ces trousseaux fibreux communs dans les mamelles de beaucoup de femmes
jeunes encore, ou même qui n'ont jamais eu
d'enfans; nous en avons cité des exemples. Nous
avons vu certaines tumeurs parfaitement circonscrites, isolées, qui semblaient enkystées, se

ratatiner, devenir plus dures, et rester à l'état inerte. Nous avons vu les squirrhes les plus durs se ramollir et perdre de leur volume à la suite de petites saignées répétées, et la peau qui les recouvrait devenir mobile; il en est d'autres qui, en devenant moins durs, laissent apparaître les tubercules ou les granulations dont ils sont fréquemment composés; ceux-ci ressortent en saillie au dessus du niveau de la peau, comme si la matière résorbable qui les environne, rentrait dans la circulation; les sangsues, dans ce cas, nous ont paru plus nuisibles que profitables. Mais nous avons vu, après l'application de ces annélides, les tumeurs rayonnées, qui projettent des cordons fibreux dans toutes les directions, particulièrement dans celles de l'aisselle et du sternum, —retirer leurs racines rampantes, se concentrer sur un seul point, et cesser tout-à-fait leur progrès. Nous en avons cité des observations.

Nous avons vu des engorgemens de la plus mauvaise nature, douloureux au toucher, mal circonscrits, laissant dégager beaucoup de chaleur; dont la surface était marbrée, bosselée, inégalement dure et œdémateuse, —s'amender sous l'influence des applications froides, de la diète, de l'usage de la glace pour alimens et pour toute boisson; mais nous devons dire que ces tumeurs sont celles qui ont le plus résisté à nos efforts. Presque toujours elles dégénèrent en Cancers de la plus mauvaise espèce.

Nous avons vu, à la suite de lotions ammoniacales, des tumeurs ulcérées se dégorger par les plaies qui semblaient leur servir d'émonctoire, celles-ci donner une suppuration louable, sous l'influence du quinquina, des préparations de cuivre ou d'arsénic; à une sanie sanguinolente et corrosive, on voyait succéder un fluide séreux, sans odeur ni couleur, et les ulcères tendaient vers la guérison.

Dans les Cancers les plus aigus, nous avons vu la suppuration fétide et abondante devenir plus claire, se tarir presque tout-à-fait, les clapiers où elle se forme, les excavations où elle s'amasse se fermer par des pansemens cuivreux, iodés, ou alumineux; nous avons vu leur fond s'élever pour se mettre de niveau avec le reste de la plaie, celle-ci perdre son mauvais aspect, et revêtir celui d'un vésicatoire.

Nous avons vu les injections ammoniacales et ferrugineuses arrêter les ulcères de la matrice. Plus de douleurs dans les reins ni dans les aînes, plus d'écoulemens fétides, ni de lambeaux de chairs putréfiées, mais un liquide séreux peu abondant et presque inodore; plus d'hémorrhagies qui épuisent les malades par leur fréquent retour. Nous avons vu la matrice s'atrophier et n'offrir plus au toucher qu'un tubercule insensible, induré, granulé, parfois très petit.

Dans un ouvrage publié en 1835, nous avons rapporté plusieurs observations de *rétrécissemens cancéreux du rectum* qui se sont améliorés sous l'influence de moyens divers; nous avons cité un jeune homme guéri de son rétrécissement qu'on croyait cancéreux et qui succomba plusieurs années après d'une tumeur dans le bassin (1).

Dans cet état, les maladies semblent rester stationnaires ou ne faire que très peu de progrès; on dirait que les médicamens ont courbé l'économie sous leur domination. Ainsi, par le traitement nous avons vu des malades reprendre l'appétit, le sommeil et une apparence de santé; nous avons vu la peau, de jaune et terreuse qu'elle était, devenir blanche, les chairs se raffermir, la diathèse s'arrêter à mesure que par nos tâtonnemens nous parvenions à diminuer la suppuration ou à lui faire perdre de sa consistance et de sa fétidité; le résultat nous a fait penser que, dans quelques cas du moins, la diathèse et même la cachexie pouvaient bien être produites ou augmentées par la résorption purulente; quand nous parvenions à empêcher

(1) Traité des rétrécissemens du canal de l'Urètre et de l'intestin Rectum. Paris, 1835.

la formation du pus, la diathèse cessait de se manifester.

Arrivés à ce point les squirrhes et les cancers semblent s'être localisés et à notre avis, ce serait le moment favorable à saisir pour pratiquer les opérations que réclament parfois ces maladies ; s'il n'était peut-être plus sage de laisser les malades en cet état, hormis les cas particuliers que nous ne saurions faire connaître ici.

Nous ne sommes donc pas partisans de l'opération *au début de la maladie* ; au contraire, nous croyons que dans la plupart des cas on ne saurait trop temporiser, attendu que le Cancer qui semble se localiser par le traitement, comme nous venons de le dire, perd de plus en plus de son influence sur l'économie ; c'est-à-dire qu'après avoir été le plus souvent la manifestation d'un état général que nous ne saurions apprécier, il s'arrête ; le principe qui l'a fourni s'épuise et l'organisme reprend une sorte d'harmonie, d'équilibre et de santé (1).

Cela est si vrai que l'on voit beaucoup de squirrhes ou de cancers des mamelles s'arrêter d'eux-mêmes, tandis que nous ne savons pas s'il existe un seul fait de guérison d'un *cancer* RÉEL

______

(1) En corrigeant l'épreuve de cette feuille, nous apprenons avec plaisir que M. Hervez de Chegoin, dans la dernière séance de l'Académie de Médecine, a émis la même opinion sur les avantages qu'il y a de retarder l'opération.

opéré de bonne heure. La récidive est donc, selon nous, d'autant plus à craindre que l'opération a été pratiquée plus tôt. On sait d'ailleurs que celles qui ont réussi ont été faites, alors que la maladie était ancienne et qu'elle avait, pour ainsi dire, épuisé les forces de la malade en s'épuisant elle-même. Quant aux glandes, nous sommes d'autant moins favorable à l'opération précipitée, que l'on ne connaît nullement leur nature, qu'on s'expose ainsi à faire des opérations inutiles, et à éveiller une diathèse qui pourrait sommeiller pendant toute la vie des malades, tandis qu'en temporisant on a pour soi toutes les ressources de l'art aidées des forces médicatrices de la nature, sinon pour guérir tout-à-fait, du moins pour amener les malades à de meilleures conditions.

Nous avons vu des Cancers très avancés, se niveler de toutes parts à la suite de traitemens divers, se cicatriser, particulièrement à leur centre, et se borner à la peau ; nous en avons rapporté des exemples ; c'est là même, nous devons le dire, la modification la plus remarquable et la plus ordinaire que nous obtenons de nos efforts. Les ulcères devenus superficiels semblent se détacher des parties sous-jacentes et s'isoler, il ne reste souvent autour de la cicatrice de l'ancienne plaie que de petits ulcères en forme de couronne ; d'autres fois, ces mêmes parties deviennent sclérémateuses ou se couvrent de tubercules plus ou moins volumineux et rapprochés; d'autres fois enfin, nous avons vu le mal détruire la peau comme le salpêtre corrode la pierre, et cependant se borner à l'épaisseur du derme. Et une remarque importante à faire, c'est que ces plaies *spontanées* gagnent en profondeur et en étendue en même temps qu'elles sont fort douloureuses, tandis que celles qui succèdent à l'emploi des caustiques tendent à se cicatriser et ne font que peu souffrir les malades.

A ceux qui voudront traiter le Cancer nous conseillerons : d'abord, de bien étudier la constitution et la manière d'être des malades, avant de commencer le traitement ; de s'informer des circonstances dans lesquelles le mal s'est manifesté, attendu que celles-ci doivent avoir une grande influence dans le choix des moyens qui seront mis en usage.

Nous leur conseillons aussi de s'informer du régime, des habitudes, des occupations même des personnes qui se confient à leur soins, parce qu'il s'agit ici d'une modification à imprimer à l'organisation tout entière, et que ces différentes causes y prennent une grande part.

Nous leur recommanderons aussi de n'essayer les médicamens que les uns après les autres, dans la crainte qu'étant réunis, leurs effets ne se détruisent ou se confondent entre eux ou avec ceux de la maladie. La pratique opposée a l'inconvénient grave de laisser le praticien dans l'incertitude, en lui donnant des habitudes de mobilité et de changement auxquels l'esprit n'est déjà que trop enclin, et qui sont essentiellement contraires à la bonne observation, à l'intérêt des malades et aux progrès de l'art, surtout dans les maladies chroniques, et particulièrement dans celles qui sont considérées comme incurables. Nous répéterons avec Astruc : « *Le succès des meilleurs remèdes dépend toujours des circonstances où on les donne ; l'habileté du médecin consiste à savoir les saisir* (1). »

Nous devons encore leur recommander de ne donner les médicamens qu'à petite dose et pendant fort long-temps, parce qu'il convient, d'une part, de ménager les organes délicats sur lesquels on agit, et de l'autre, nous ne saurions trop le répéter, il faut imprimer une nouvelle direction aux phénomènes de la vie, et les médicamens, plus que toute chose, peuvent conduire à ce résultat ; enfin, que ce n'est qu'à la longue et après beaucoup de temps, qu'on peut y parvenir.

A cet effet, nous les engageons aussi à s'adresser de préférence aux médicamens très actifs, car ce n'est que de leur usage qu'on peut attendre des effets évidens ; les autres, ceux qui sont sans danger sur l'économie, sont également sans ef-

(1) Lettres sur les Remèdes secrets, tome II, page 377.

ficacité; dans le cas dont il s'agit, ils abusent les malades, cachent les progrès du mal, dérobent le danger sous un lit de roses. Inutile de dire qu'elles ne peuvent nuire en des mains habiles et expérimentées.

Nous ne saurions trop recommander encore aux praticiens, de faire le plus possible préparer leurs médicamens toujours dans la même officine, attendu que lorsqu'ils y seront accoutumés, lorsqu'ils auront vu, observé, *travaillé* pour ainsi dire avec eux, ils seront bien plus sûrs de leurs effets que si ces médicamens avaient été préparés avec plus de soin peut-être dans une autre pharmacie; on est plus habile avec un instrument imparfait dont on a l'habitude, qu'avec un autre beaucoup meilleur dont on n'a jamais fait usage.

Une fois le traitement commencé, il faut que le médecin, autant que le malade, y mette de la persévérance, car encore un coup il s'agit de modifier l'organisme, ce n'est pas l'œuvre d'un seul jour; la perspicacité de l'un et la docile ponctualité de l'autre sont également nécessaires; pour y parvenir, ils doivent s'aider mutuellement de leurs efforts, comme de leurs remarques et de leurs observations.

Les premiers soins du médecin doivent tendre à calmer la douleur, car elle épuise la vie et s'oppose à l'effet des médicamens.

Il ne faut pas qu'il se laisse décourager si ses espérances sont d'abord trompées ; il faut qu'il sache que dans cette maladie et chez le même malade, les insuccès et les mécomptes sont parfois d'un grand enseignement.

Il faut aussi que le médecin sache que quelquefois, malgré tous ses efforts, pendant plusieurs semaines, pendant plusieurs mois, la maladie marche comme s'il ne faisait aucun traitement ; puis, tout-à-coup, en quelques jours, cet état change, le désordre s'arrête, le mieux se prononce, comme si le mal était vaincu, ou s'il s'était mis en équilibre avec les remèdes destinés à le combattre. J'ai vu des malades arrivés malgré mes soins à la cachexie qui semblait la plus avancée, se relever sous la persévérance de mes moyens, se ranimer exactement comme une lampe dans laquelle on met de l'huile, et vivre encore fort long-temps : j'en ai cité des exemples. Chose singulière : dans ce nouvel état, parfois les malades ne souffrent plus, comme si l'organisme avait pris un nouveau diapason, s'était établi sous un nouveau rhythme et que ce fût le passage de l'un à l'autre qui m'eût si fort alarmé.

Il ne faut pas non plus que le médecin ignore que c'est principalement chez les femmes impressionnables et nerveuses qu'il obtiendra les meilleurs effets du traitement, attendu que si peu de chose chez elle dérange l'équilibre, peu de chose le rétablit; par conséquent, une partie du succès dépend de son habileté et de son aptitude à saisir les indications.

Je m'arrête, car je ne finirais pas si je voulais consigner ici toutes les remarques que j'ai faites sur les maladies cancéreuses. J'en ai dit assez pour convaincre les praticiens que l'art n'est pas impuissant contre ces affections regardées trop souvent comme incurables.

STATISTIQUE

SUR

LA FRÉQUENCE ET LES CAUSES DU CANCER;

Mémoire adressé à l'Institut, en 1843.

La fréquence des maladies est en raison di-
recte de la susceptibilité des organes qui en sont
affectés, à moins qu'elle ne soit due à quelques
accidens ou à des circonstances éventuelles. Le
Cancer ne saurait échapper à cette loi générale,
mais ce qu'on ne s'est pas encore demandé, c'est
dans quel ordre et de quelle nature sont les causes de cette affection. Pressentant depuis long-
temps que la civilisation pouvait y entrer pour
quelque chose, j'ai consulté les registres de l'Etat
civil, et je dois à la bienveillance de M. le comte
de Rambuteau, préfet de la Seine, d'avoir pu consulter les *dix-huit cent quarante-huit* cahiers qui
forment la collection des registres mortuaires de
ce département, de 1830 à 1840, c'est-à-dire

pendant une période qui n'embrasse pas moins de onze années. J'en ai extrait les chiffres suivans :

Il est mort pendant cet intervalle, à Paris et dans les deux sous-préfectures de Sceaux et de Saint-Denis, 382,851 personnes.

Sur ce nombre, il y avait 194,735 hommes.

Et 188,116 femmes.

Total égal   382,851

Parmi ces décès, il y en a eu 9,118, causés par le Cancer, dont 2,161 parmi les hommes, et 6,967 parmi les femmes; par conséquent 4,796 de plus que chez les premiers.

En 1830 il y a eu 668 décès causés par le Cancer. (1)
En 1831 . . . . 885 — —
En 1832 . . . . 814 — —
En 1833 . . . . 814 — —
En 1834 . . . . 857 — —
En 1835 . . . . 906 — —
En 1836 . . . . 837 — —
En 1837 . . . . 778 — —
En 1838 . . . . 803 — —
En 1839 . . . . 887 — —
En 1840 . . . . 889 — —

Total égal . . . 9,118

(1) Nous comprenons sous cette dénomination non seulement le cancer ulcéré, qui est pour nous le véritable Cancer, mais encore le squirrhe, les carcinômes, les ostéo-sarcômes, les tumeurs encéphaloïdes et colloïdes, les Cancers de la peau, de l'utérus et du nez, le *noli me tangere*, le sarcocèle, etc., etc.

C'est-à-dire environ 1,96 pour cent sur les décès de 1830, et 2,40 sur ceux de 1840, ce qui prouve que le nombre des cancers augmente.

A Paris seulement, il y a eu, dans le même laps de temps :

En 1830	595 décès, causés par le Cancer.	
En 1831	756	—	—
En 1832	712	—	—
En 1833	721	—	—
En 1834	752	—	—
En 1835	800	—	—
En 1836	728	—	—
En 1837	674	—	—
En 1838	703	—	—
En 1839	779	—	—
En 1840	779	—	—
Total	7,999	

C'est-à-dire 2,54 pour cent, tandis que dans les arrondissemens de Sceaux et de Saint-Denis réunis il y a eu :

En 1830	73	—	—
En 1831	109	—	—
En 1832	102	—	—
En 1833	93	—	—
En 1834	105	—	—
En 1835	106	—	—
En 1836	109	—	—
En 1837	104	—	—
En 1838	100	—	—
En 1839	108	—	—
En 1840	110	—	—
Total	1,119	

Ce qui donne 1,63 pour cent pour la banlieue, tandis que nous avons trouvé 2,54 pour cent dans l'intérieur des murs.

Selon les âges, nous avons établi le relevé suivant :

	décès		hommes	femmes
de 1 à 10 ans,	23	décès, dont	9 hommes et	14 femmes.
de 10 à 20	26	—	13	13
de 20 à 30	231	—	62	169
de 30 à 40	1,012	—	190	822
de 40 à 50	1,075	—	339	1,636
de 50 à 60	2,108	—	488	1,620
de 60 à 70	2,067	—	598	1,469
de 70 à 80	1,315	—	398	917
de 80 à 90	335	—	62	273
de 90 à 100	26	—	4	22
Total. .	9,118		2,163	6,955

Enfin, selon les organes affectés, nous avons trouvé

Pour l'utérus. .	2,996	—	—
L'estomac . . .	2,303	—	—
Le sein chez la femme	1,147	—	—
Le foie	578	—	—
Le rectum . . .	221	—	—
Dans l'abdomen.	188	—	—
Les intestins . .	146	—	—
La vessie . . .	72	—	—
La face	71	—	—
Le mésentère · .	66	—	—
L'ovaire	64	—	—
La langue · . .	36	—	—
L'œil	24	—	—
La mâchoire . .	24	—	—
Le cerveau . .	22	—	—

Les testicules	21	—	—
Les lèvres . . .	16	—	—
Le vagin . . .	14	—	—
La rate	13	—	—
L'anus	13	—	—
L'œsophage. . .	13	—	—
Le cou	13	—	—
La joue	12	—	—
Le nez	11	—	—
La bouche . . .	11	—	—
Pour la cuisse .	10	—	—
Le pénis . . .	10	—	—
La jambe . . .	9	—	—
Le thorax . . .	8	—	—
L'aisselle . . .	8	—	—
La glande thyroïde	8	—	—
Le scrotum . . .	7	—	—
La région inguinale	7	—	—
Le poumon . . .	7	—	—
Le colon	7	—	—
La tête	6	—	—
Le cœur . . .	6	—	—
Le bras	6	—	—
L'épiploon . . .	5	—	—
La prostate . .	5	—	—
La mamelle chez	—	—	—
l'homme	5	—	—
La main	5	—	—
Le front	4	—	—
L'épaule . . .	4	—	—
La gorge	4	—	—
L'oreille	4	—	—
Le pharynx . . .	4	—	—
L'avant-bras . . .	3	—	—
Les reins	3	—	—

Pour les parotides	3	—	—
Les amygdales .	3	—	—
Le larynx . . .	3	—	—
Le palais . . .	3	—	—
La tempe. . . .	2	—	—
Le menton. . . .	2	—	—
Le dos	2	—	—
Le pancréas . .	2	—	—
Le fosse iliaque .	2	—	—
Le cœcum . . .	2	—	—
La vulve	2	—	—
L'ombilic . . .	2	—	—
La hanche	2	—	—
Le crâne	1	—	—
Le cervelet . . .	1	—	—
L'os ethmoïde. .	1	—	—
L'orbite	1	—	—
La rétine	1	—	—
L'apophyse mas-	—	—	—
toïde	1	—	—
La nuque. . . .	1	—	—
Le sternum. . .	1	—	—
La plèvre . . .	1	—	—
Le péritoine . .	1	—	—
Le jéjunum . .	1	—	—
Pour l'iléon. . .	1	—	—
L'urèthre chez la	—	—	—
femme	1	—	—
Le périnée. . . .	1	—	—
L'omoplate. . .	1	—	—
L'os des iles. . .	1	—	—
Le bassin	1	—	—
Le sacrum. . . .	1	—	—
La fesse.	1	—	—
Cancers sans dési-	—	—	—

gnation d'organes. .   829   —   —

Total. **9,118**

On voit par ce qui précède que le nombre des cancers augmente et que cette maladie est plus fréquente surtout dans les villes que dans les campagnes. On avait déjà fait cette remarque pour Berlin (1) et aussi en Angleterre (2). M. Faar signale pour 1838, 2448 cancers qui ont causé la mort et pour 1839, 2,691 (3). Nous-même dans un premier relevé des cancers de la matrice seulement, nous avions trouvé :

    En 1830,   351 cancers de la matrice.
    En 1831,   391
    En 1832,   396
    En 1833,   498
    En 1834,   436
    En 1835,   508

Il serait à désirer qu'un pareil tableau fût fait pour les capitales et toutes les grandes cités, comparativement aux campagnes. Mais en France même, les registres mortuaires ne sont pas tenus partout aussi bien qu'à Paris : outre le nom, l'âge, la demeure de la personne décédée, on y trouve la désignation de la cause à laquelle elle a succombé, constatée par un médecin *ad hoc* et par un ins-

(1) Journal de Siébold de 1826.
(2) Encyclopédie chirurgicale, art. *Cancer*.
(3) Gazette Médicale, 1843. no 21.

pecteur des décès ; on y trouve même le nom du pharmacien qui a fourni les médicamens de la dernière maladie. Les médecins de province pourraient suppléer, en partie du moins, ce qui manque à cette statistique pour la rendre évidente. Quoi qu'il en soit, le nombre des maladies cancéreuses augmente, surtout dans Paris, où elles sont évidemment plus fréquentes que dans ses environs. Du reste, cette maladie est fort ancienne dans le monde civilisé ; le premier exemple de l'histoire est celui d'Atossa fille de Cyrus et femme de Cambyse, atteinte d'un cancer au sein (521 avant J.-C.) ; et ce qu'il y a de plus singulier, c'est qu'au dire d'Hérodote (1) et d'Athénée (2) elle fut guérie par Démocède, médecin de Crotone, sans le secours d'aucun instrument.

On dit avoir trouvé plusieurs exemples du Cancer sur des momies d'Egypte, et cependant M. Hamon, vétérinaire très distingué, qui vient de passer quatorze années au service de Méhémet-Ali, ne l'a jamais observé chez les femmes fellahs, c'est-à-dire les naturelles du pays, mais seulement chez les femmes turques, quoique fort rarement. M. Clot-Bey a fait la même remarque (3).

(1) Thélia, page 307.
(2) Lib. XII, cap. 4.
(3) Histoire de l'Egypte, page 371.

La fréquence du Cancer paraît, comme cellede la folie, suivre les progrès de la civilisation. On avait déjà remarqué en Orient qu'il était beaucoup plus commun chez les chrétiens que chez les musulmans.

Fabrice d'Aquapendente croyait que le Cancer était moins rare dans les pays tempérés que dans les autres, et Rouzet dit avoir de fortes raisons de croire qu'il est beaucoup plus rare en Afrique et en Asie qu'en Europe (1). M. le docteur Bax, chirurgien-major du 2ᵉ régiment de chasseurs d'Afrique, ne l'a jamais rencontré en Algérie pas plus qu'au Sénégal, où il a pratiqué la médecine pendant six ans. Le savant M. Guyon, chirurgien en chef de l'armée d'Afrique, nous écrivait le 25 août dernier : « Les » Cancers, dans le nord de l'Afrique, sont très » rares, ainsi que dans l'Amérique tropicale, où » j'ai exercé douze ans. » Il ajoute : « J'ai en ce » moment sous les yeux le tableau des décès de » la ville d'Alger pendant les années 1841 et » 1842 , et il n'en est signalé aucun par suite de » Cancer. » Plusieurs officiers de santé de notre brave armée nous ont tenu le même langage. M. Baudens, actuellement chirurgien en chef du Val-de-Grace , dont la pratique civile à Alger pendant huit ans fut fort étendue, n'en a rencontré, m'a-t-il dit, que deux ou trois cas. Enfin,

(1) Ouvrage cité, page 365.

M. le docteur Pouzin, qui, en 1831, avait établi un hôpital civil à dix lieues au-delà de nos avant-postes, au milieu des Arabes, a bien vu un certain nombre d'ulcères des jambes dont le caractère pouvait être douteux, mais il n'a rencontré qu'une seule fois, et chez une femme, un Cancer du sein, sur environ *dix mille* malades qui lui ont passé sous les yeux en quelques mois « tant au milieu des tribus que dans son hôpital ». On ne lira pas sans un intérêt de circonstance la note que cet obligeant confrère a bien voulu nous communiquer (1).

(1) En 1835, lorsque le gouvernement envoya le maréchal d'Erlon en Afrique pour la coloniser, en rétablissant la paix et le commerce, on chercha à attirer les Arabes au lieu de les repousser; un des premiers moyens qu'on employa auprès de cette population nomade, qui n'habite que les plaines et les montagnes, ce fut la médecine, cette science qui, de tout temps et chez tous les peuples civilisés, fut, ainsi que la religion, le plus grand levier de la civilisation.

Par les soins du comte d'Erlon, qui avait si bien jugé l'influence de ce moyen, un service médical ambulant fut créé sous ma direction.

Je parcourus d'abord un grand nombre de tribus, puis après avoir préparé les esprits et gagné la confiance en distribuant gratuitement à tout le monde les secours de la science, je fondai un hôpital spécialement destiné aux Arabes, et l'on vit bientôt y affluer les malades de toutes parts ; les femmes n'hésitèrent même pas à s'y rendre avec leur famille, dont elles ne veulent jamais se séparer.

Cet hôpital était construit à Bouffarick, au milieu de la plaine de la Mitidja, auprès d'une abondante source d'eau, sous l'ombrage d'énormes oliviers sauvages, entouré de cinquante arpens de terre et d'un large et profond fossé. Son administration se

M. Levacher, dans son *Guide médical des Antilles*, ne parle nullement de l'existence du Cancer dans ces contrées; il dit seulement que les nègres sont sujets à une inflammation de la peau de la plante des pieds, qu'on appelle *crabe*. Elle se caractérise par des fongosités, et accompagne presque toujours le *pian*. Il l'attribue à la malpropreté.

Maintenant, si nous voulons rechercher l'essence du Cancer, nous trouvons cette question insoluble dans l'état actuel des connaissances.

composait d'un médecin, d'un chirurgien, d'un pharmacien et d'un interprète français; tout le reste, infirmiers, cuisiniers, portier et gardes étaient Arabes.

Dans ce vaste établissement, bâti en planches et disposé pour recevoir séparément les deux sexes, se trouvaient des lits de camp établis à droite et à gauche; un côté était réservé à la Médecine, l'autre à la Chirurgie.

Les hommes arrivèrent bientôt en grand nombre; l'ordre et la décence furent sévèrement observés, et la liberté entière des habitudes religieuses fut rigoureusement respectée; bientôt ils nous amenèrent leurs femmes, en revoyant guéris leur père, leur frère, leur enfant; il n'était pas rare qu'ils se présentassent à nous avec toute leur famille.

Enfin, malgré la pénurie des moyens, car là les planches remplacèrent les lits; les nattes de paille, les matelas; les étoupes la charpie; le papier gris, le linge à pansement; l'eau, le citron, le miel et la gomme toute tisane; le riz et l'huile, tous les alimens; malgré cela, dis-je, et les tracasseries incessantes de l'esprit militaire, il y eut un mouvement de *deux mille* malades dans le courant d'une seule année.

La guerre se ralluma, et cet hôpital fut transformé en caserne de cavalerie, qui aujourd'hui est occupée par un escadron de spahis.

Est-ce tout ce qui excite la vie générale ou locale, au-delà de certaines limites; tout ce qui l'agite, la tiraille, si je puis m'exprimer ainsi; tout ce qui la tourmente, tout ce qui l'éloigne trop vite ou trop long-temps d'un ordre tracé ou accoutumé; tout ce qui excite l'esprit et les sens, la vie animale plutôt que la vie organique, la sensibilité de certains organes plutôt que celle de l'économie entière? nous ne saurions le dire. Au premier abord, la cause du Cancer paraît de nature asthénique, et pourtant la civilisation, dont l'influence ne saurait plus être douteuse dans cette maladie, est tout excitante; bien plus, les médicamens hyposthénisans seuls réussissent dans cette affection; les stimulans conviennent tout au plus pour dissiper certains épiphénomènes. Le sang devient, il est vrai, beaucoup plus fluide, son albumine diminue, mais cet état est commun à toutes les maladies chroniques qui, à la longue, produisent la faiblesse et l'anémie; du reste j'ai toujours vu au point de départ, chez les femmes qui se présentaient à mon observation pour une glande menaçant de devenir cancéreuse, que le sang était rouge, rutilant et de la meilleure qualité; enfin c'est sur les femmes d'une belle carnation, les personnes sanguines et dont la peau est fortement injectée, que cette maladie semble se développer le plus souvent.

Le Cancer serait-il le produit d'une inflammation moléculaire et tout-à-fait circonscrite? Celle-ci, quand elle n'est pas le résultat d'une cause extérieure, serait-elle déterminée par une modification générale apportée dans l'économie par l'âge, l'alimentation, la suppression de certaines évacuations? Cette altération siége-t-elle d'abord dans des tissus tellement élémentaires, peu vivans, ou éloignés des grands mouvemens de la vie qu'elle soit tout-à-fait rebelle à l'action des médicamens? Siégerait-elle dans les extrémités capillaires, tantôt rouges, tantôt blanches, ou dans le système nerveux? Nous sommes porté à le croire, eu égard à certaines altérations qui ne sont pas rares dans le Cancer, certains épanchemens sanguins qu'on observe dans des kystes du sein, et la forme encéphaloïde; mais, ici, l'esprit se perd, le thérapeutiste le plus subtil ne pourra démêler les phénomènes de causes ou d'effets qui, dans cette circonstance, se croisent et s'embarrassent; son observation sera à chaque instant trompée, son coup d'œil en défaut, car nous trouvons ici les limites les plus reculées de l'organisation et de la science; c'est là en effet que nous faillissons tous les jours; c'est là qu'il faudrait une longue expérience, une longue habitude, un tact providentiel; c'est là que les connaissances variées sont souvent nuisibles, à cause des hypothèses où elles vous jettent et où parfois l'esprit l'emporte sur le bon sens. Enfin le Cancer dépendrait-il de l'altération de nos fluides, du sang, des humeurs?... Nous n'osons aborder de semblables questions où les plus grands esprits ont échoué. J'accepte volontiers l'altération des fluides comme un fait accompli; je m'en sers pour éclairer ma raison médicale et thérapeutique. Mais, en réalité, on a quelque raison de croire que les tissus chargés de fonctionner peuvent seuls s'altérer; ce sont eux qui vivent, qui s'enflamment, qui réagissent contre les causes de destruction. Quant aux liquides qui arrosent les tissus, au choix qu'ils en font, à la manière dont ils se les approprient pour entretenir la vie et la santé?... Est-ce dans la perturbation de ces actes vitaux qu'il faut voir la cause du Cancer? Encore ici notre raison s'abîme et nous abandonne, comme dans la recherche de toutes les causes premières.

La cause du Cancer est complexe; elle n'est ni complétement interne ni complétement externe; elle ne siége point dans nos humeurs, ou du moins nos expériences ne l'y ont point démontrée (1). Elle ne siége pas primitivement sur des organes, mais sur des tissus élémentaires et peu animés; cette maladie ne saurait être que le résultat d'une modification qui, quelquefois, profite

(1) Voir notre mémoire sur l'Inoculation du Cancer, lu à l'Institut. 1842.

d'une circonstance externe pour se manifester, et qu'il est possible de détruire.... C'est ce qu'il nous sera facile de prouver dans une autre occasion.

Quant au traitement du Cancer, il sera encore bien long-temps empirique comme celui de toutes les maladies qui n'attaquent ni un organe ni un tissu déterminés, d'une manière évidente et bien tranchée ; mais d'après les succès que nous obtenons tous les jours du mercure, de l'arsénic, de l'iode, des acides, des caustiques, du régime, etc., il ne m'est pas permis de douter qu'on parvienne à guérir le Cancer comme certaines dartres, comme la syphilis, etc. Je puis dès à présent arrêter le Cancer le plus aigu et le rendre chronique ; faire fondre ou diminuer les glandes ou les engorgemens qui les précèdent ; j'ai donc lieu d'espérer des résultats plus complets et plus avantageux.

Les Cancers sont rares chez les animaux ; Camper croyait que ceux qui vivent en domesticité en sont exempts ; Crépin avait la même opinion. Mais M. Dupuy rapporte des observations qui prouvent l'existence de cette altération pathologique chez les *herbivores*. Lafosse dit qu'elle se développe particulièrement aux mamelles et au fourreau (1) ; on l'observe surtout chez ceux que nous rapprochons de nous,

(1) Hurtel d'Arboval.

et que nous tenons prisonniers loin de leurs habitudes, de leurs goûts naturels : le *chien*, le *chat* surtout. Cette remarque avait déjà été faite par M. Gasparin et par M. Leblanc, médecins vétérinaires très distingués, qui nous en a montré un exemple chez les *singes ;* mais il est inconnu chez les bêtes bovines et surtout ovines. M. Dupuis l'a observé chez les *chevaux*, et M. Rayer dit que chez ces animaux, il semble remplacer les tubercules (1); je n'en ai vu qu'un exemple dans la visite que j'ai faite au cabinet de l'école d'Alfort; c'était un sarcocèle d'un volume considérable. Les auteurs signalent l'ostéo-sarcôme de la mâchoire sur les chevaux; j'ai lieu de présumer que la brutalité des conducteurs et des charretiers qui les frappent si souvent sur ces parties, n'est pas étrangère à la manifestation du Cancer dans cette région.

Les Cancers sont très fréquens chez les animaux que nous tenons dans nos basses-cours et nos ménageries ; les *poules*, les *pigeons* en sont souvent affectés au bec ou dans le gosier; sous les aîles, aux yeux, à cause de la privation où sont la plupart d'entre eux de se pouvoir rouler dans le sable ou la poussière afin de se débarrasser des parasites qui amènent si souvent leur amaigrissement et leur mort. M. Emmanuel Rousseau, du Jardin des Plantes, a remarqué que les *aigles* et les

(1) Communication à l'Institut, le 27 juillet 1842.

vautours sont fréquemment affectés de cancer au bout des aîles qu'ils écorchent aux barreaux de leur cage dans les efforts auxquels ils se livrent pour les étendre. Il l'a observé aussi aux pattes ; il l'attribue au froid qui saisit ces animaux sur les bâtons de leur juchoir. Le Cancer est fréquent chez les *perroquets* et les *aras* surtout ; il se développe chez eux également aux aîles par la même cause que chez les aigles, aussi par l'habitude qu'ils ont de les déchirer avec leur bec. Après eux viennent les *ours blancs ;* chez ceux-ci, le Cancer se développe entre les doigts des pieds. M. Rousseau pense que c'est à la dalle froide et à la litière humide qu'il faut rapporter la cause de cette affection ainsi que celle qu'on observe parfois sur le flanc de ces animaux, et qu'il regarde comme due à la privation d'exercice, et au changement de leurs habitudes de nager à travers les glaçons pour se procurer leur proie ; il ajoute que ces maladies, ainsi que celles qui font si souvent succomber ces mammifères, s'améliorent par les affusions d'eau froide faites en abondance sur le corps.

Nous aurions désiré faire un relevé du Cancer selon les *professions*. Mais la statistique sur ce point, facile à établir pour les médecins des provinces, où le même individu se livre toute sa vie aux mêmes occupations, ne l'est pas autant à Paris : dans cette capitale où l'on est dans une surexcitation continuelle, il n'est pas rare de voir un malade qui a exercé bien des professions différentes, et alors, à laquelle rapporterons-nous la cause du Cancer?

Quant à l'*âge*, Scarpa dit que le squirrhe n'apparaît guères avant la puberté, ni même avant *vingt-cinq* ans dans l'un et l'autre sexe (1). Cependant le Cancer n'est pas très rare chez les *enfans*; j'en ai vu plusieurs cas à l'hôpital qui leur est destiné, et les chirurgiens de cet établissement que j'ai consultés sur ce point, m'ont confirmé dans mon opinion. Toutefois, nous devons dire que M. Baffos, qui a pratiqué pendant trente ans à l'hôpital des Enfans-Malades, ne regarde pas les altérations qualifiées ainsi comme des Cancers proprement dits; il les range plutôt dans les maladies scrofuleuses. J'ai trouvé dans mes recherches le Cancer sur des enfans de *deux ans,* d'*un an* même. J'ai vu consigné sur les registres mortuaires le Cancer des lèvres chez un enfant de *quatre* ans qui avait reçu les soins de M. le docteur Sterlin; un Cancer du pylore sur une petite fille de *cinq* ans; il n'est pas très rare chez les jeunes gens de *dix-neuf, dix-sept* et *quinze* ans. Un Cancer de la parotide a été signalé par M. Bérard sur un petit garçon de deux ans. Des Cancers à l'œil à *trente* ans, à *six* ans, à *huit* ans, des squirrhes du foie à *sept* et *huit* ans ont été ob-

(1) Archives générales de Médecine, 1826, page 278.

servés par MM. Labriche et Rostan. De la rate, à *quatorze*, *dix-huit*, *dix-neuf* ans. Dela plèvre, à *quinze* ans, observé par M. Lisfranc à l'Hôpital de la Pitié en 1835. Un sarcocèle à l'âge de deux ans, observé par M. Guersant fils en 1840. Des cancers au cou à dix-huit et *vingt-deux* ans. Des cancers dans l'intérieur de la bouche à *vingt-quatre* ans. De la langue à vingt-deux ans. Du cerveau à *vingt-un* ans, observé à la Pitié. Du colon, du rectum à vingt-deux et *vingt-cinq* ans. Dans l'aîne à *vingt-trois* ans. Du cœur à vingt-cinq ans. Du sein à vingt-un et vingt-deux ans, (ces malades sont mortes à la Salpétrière). De l'utérus à vingt-quatre et vingt-deux et à dix-neuf ans chez une femme morte à Saint-Denis. Un cancer de l'ovaire à vingt-six ans, à l'Hôpital Necker. Enfin un cancer du vagin à vingt-un ans, observé à l'hôpital de la Pitié en 1832.

Relativement au *sexe*, c'est une remarque déjà anciennement faite et pénible à répéter : le Cancer est incomparablement plus fréquent chez la femme que chez l'homme : 2161 chez ceux-ci, 6957 chez celles-là. En Angleterre, M. Faar (1) signale pour 1838 et 1839, 1280 cancers chez les hommes et 3859 chez les femmes. M. Walsche avait déjà cité 879 cancers sur la femme et

(1) Rapport sur les Naissances, les Morts et les Mariages en Angleterre, en 1838 et 1839.

321 seulement chez l'homme (1). Faut-il une preuve plus évidente que le Cancer recherche de préférence les êtres les plus faibles, les plus impressionnables, ceux dont le système musculaire travaille le moins. N'est-il pas cruel de le voir s'attaquer à ceux chez lesquels on trouve le plus de bienveillance et de bonté ; qui sont doués de facultés intellectuelles les plus perspicaces, les plus déliées et les plus diverses. Etrange destinée de l'espèce humaine qui s'altère et se détériore par les causes mêmes qui la développent et la perfectionnent.

Nous avons trouvé le cancer de l'*utérus* beaucoup plus fréquent que celui des autres organes ; de tout temps, l'utérus a été considéré chez la femme comme le point de départ et l'aboutissant de toutes les sensations : *propter solum uterum mulier est id quod est* (2).

Parent-Duchâtelet dit « que les prostituées » n'en sont pas à l'abri, mais cette maladie est » beaucoup plus rare chez elles que le métier » qu'elles font pourrait le faire croire (3). » Pour mon compte, j'ai des raisons particulières que je ne puis faire valoir ici, pour regarder le Cancer comme beaucoup moins fréquent chez les courtisanes que chez les femmes du monde.

(1) Ouvrage cité.
(2) Van-Helmont.
(3) De la Prostitution dans la ville de Paris. 1836.

Après l'utérus vient l'*estomac* dont on abuse généralement, puis les cancers du *sein*. Nous ferons remarquer que le chiffre de 1147 cancers de la mamelle serait une faible proportion, eu égard à ce qu'on observe tous les jours ; mais en y ajoutant les 829 cancers inscrits sur les registres de l'état civil, sans désignation d'organes, on aura 1975 cancers de la mamelle chez la femme, plus 5 de la même partie chez l'homme. Ensuite vient le cancer du *foie* qui succède si souvent à une affection de l'estomac. Puis celui du *rectum*, organe qui reçoit fréquemment le contre-coup réactionnel des voies digestives. Enfin, viennent les cancers de l'*abdomen*, des *intestins* et des autres viscères qui y sont contenus.

Une remarque singulière que je ne puis laisser échapper, c'est que la plupart des femmes qui sont mortes du cancer de l'utérus, *avant vingt-cinq ans*, étaient nées à *Paris*. Cette coïncidence, qui vient en preuve à mon opinion, tient-elle à ce que les femmes de la province se placent rarement avant cet âge, ou bien les femmes nées à Paris seraient-elles plus disposées que d'autres à cette terrible affection ? C'est ce que nous n'osons dire ; mais si le Cancer est beaucoup plus fréquent au milieu des grandes populations que dans les petites, si en naissant nous apportons quelques prédispositions aux maladies qu'ont eues nos parens, il n'est pas douteux que le motif que nous

signalons doive être compté pour quelque chose ;
et, pour peu que les malades se trouvent dans les
mêmes conditions que leurs ascendans, cette opinion acquerra beaucoup de probabilité. Quant à
l'hérédité, elle ne manque jamais d'éveiller l'attention des médecins ; les malades seuls semblent
n'y attacher aucune importance.

RÉSUMÉ.

En résumé, de ce mémoire, nous croyons pouvoir conclure :

1° Que le *nombre* des cancers augmente d'année en année et que cet accroissement semble en
rapport avec les progrès de la civilisation.

2° Que c'est *vers le déclin de la vie*, et chez les
femmes plus particulièrement, que cette maladie
est surtout redoutable ; mais que les premières
années n'en sont pas exemptes.

3° Que ce sont les organes les plus importans,
les plus excités, les plus impressionnables dans
l'ordre physiologique, qui en sont *le plus fréquemment* affectés.

4° Que la *cause* de cette maladie paraît exister
le plus souvent dans toute l'économie, sans qu'elle
soit plus évidemment dans les fluides que dans
les solides ; qu'elle tient sans doute à une modi-

fication moléculaire et organique occasionée par diverses circonstances.

5° Que, dans la plupart des cas, *on peut détruire et même guérir* le Cancer ainsi qu'on en possède de nombreux exemples ; d'après les *vingt-deux* observations que j'ai envoyées à l'Académie, et d'autres éparses dans la science, il est démontré que cette maladie n'est pas entièrement incurable dans tous les cas. On peut, dès à présent, en modérer les désordres et rendre chronique le Cancer le plus aigu, dissiper ou rendre stationnaires la plupart des engorgemens ou des glandes dans lesquelles il se prépare ; il est donc permis d'espérer que par la suite on obtiendra des résultats encore plus satisfaisans.

6° Que dans l'état actuel de la science, pourtant, le *traitement* de cette maladie ne saurait être qu'*empirique* et non rationnel, pas plus que celui de certaines maladies de la peau, de la syphilis, etc.

7° Que ce traitement devra s'aider de tous les moyens thérapeutiques, sans que le médecin se fie à une *seule* méthode, ou à un *seul* moyen *spécifique*.

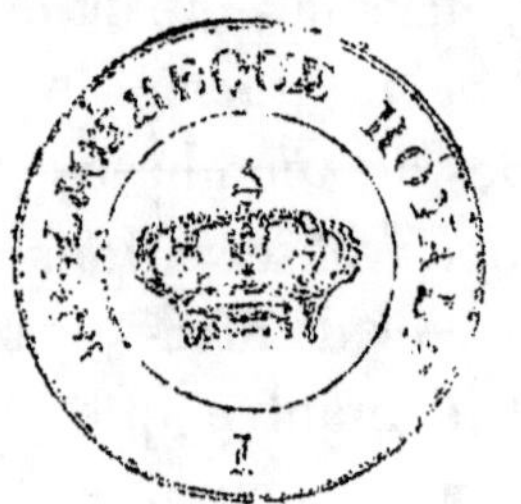

BIBLIOTHÈQUE ROYALE

EXPLICATION DES PLANCHES.

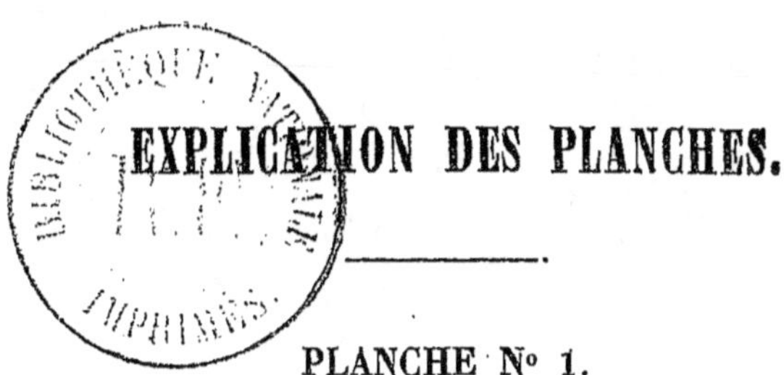

PLANCHE N° 1.

Compresseurs à ressorts élastiques.

N° 1. Compresseur rond vu en dehors.

N° 2. Compresseur concave et percé pour recevoir le
mamelon.

N° 3. Compresseur échancré dans le même but.

N° 4. Ressort en spirales formant charpente du compresseur.

PLANCHE N° 2.

Pulvéro-topiques.

N° 1. Pulvéro-topique vu en dehors.

N° 2. *Id.* *Id.* concave et troué pour laisser passer le mamelon.

N° 3. *Id.* *Id.* Echancré.

PLANCHE N° 3.

Compresseurs à air.

N° 1. Bouteille en caoutchouc, avec une fermeture pour
contenir de l'air.

N° 2. Ballon également en caoutchouc,   *Id.*,   et recouvert en peau ou en velours.

N° 3. Compresseur appliqué sur le sein.

N° 4. Bandage pour le maintenir.

N° 4 *bis. Id.*   *Id.*

TABLE ANALYTIQUE DES MATIÈRES.

INTRODUCTION. . . . . j.

1re OBSERVTION. Tumeur squirrheuse du sein, *guérie* par PUEL de Figeac 1

2me OBS. — Autre tumeur du sein, *guérie* par le même. 2

3me OBS. — Autre tumeur du sein, *guérie* par FEARON 4

4me OBS. — Autre tumeur du sein, *guérie* par LEDRAN. 5

5me OBS. — Autre tumeur du sein, *guérie* par FEARON. 6

6me OBS. — Tumeur *réduite* à un petit volume et devenue stationnaire . par LEDRAN. 7

7me OBS. — Tumeur considérable *diminuée de volume* et rendue stationnaire, par DELONDRE 9

8me OBS. — Tumeur du sein, *guérie* par ROBERT de Marseille. 9

9me OBS. — Tumeur *considérablement réduite*, et rendue stationnaire, par PUEL. . . 11

10me OBS. — Tumeurs des deux mamelles, *guéries* par M. TREILLE. 12

11me OBS. — Engorgement de mauvaise nature, *dissous* par LEVACHER DE BOISVILLE. 16

12me OBS. — Squirrhe volumineux du sein, *guéri* par FALLOT, de Namur. 17

13me OBS. — Engorgement squirrheux du sein, *guéri* par BOUGON. 20

14me OBS. — Tumeurs multiples du sien, *entièrement guéries*, par le même . . . 22

15me OBS. — Tumeur du sein, *guérie* par DELONDRE. 23

16me OBS. — Cancer ulcéré du sein, *guéri* par GASSAUD. 24

17me OBS. — Ulcère de la mamelle, *guéri* par GRIVET. 27

18me Obs. — Tumeur du sein, *guérie* par Robert.   29

19me Obs. — Engorgement de la mamelle, *guéri* par le même 30

20me Obs. — Engorgement chronique douloureux de la mamelle, *guéri* par le même. . . 31

21me Obs. — Tumeur du sein, *guérie* par le même. . 32

22me Obs. — Engorgement très considérable du sein, *guéri* par le même 33

23me Obs. — Tumeur squirrheuse du sein, *guérie* radicalement par Younk 34

24me Obs. — Tumeur squirrheuse en dehors du sein, *guérie* par le même 35

25me Obs. — Tumeur du sein, *guérie* par le même. . 36

26me Obs. — Engorgement squirrheux du sein, *guéri* par Vanderlinden 38

27me Obs. — Tumeur du sein, *guérie* par Younk. . 39

28me Obs. — Tumeur du sein, *guérie* par M. Récamier 40

29me Obs. — Récidive d'une tumeur du sein, *guérie* par le même. 41

30me Obs. — Tumeur du sein, *guérie* par le même. . 43

31me Obs. — Tumeur du sein, *guérie* par le même. . 44

32me Obs. — Cancer du sein, *guéri* par Younk. . . 45

33me Obs. — Cancer avec végétations fongueuses, *guéri* par M. Récamier. 47

34me Obs. — Cancer au sein, *guéri* par M. Sotteau. 51

35me Obs. — Fongus cancéreux du sein, *guéri* par Younk 53

36me Obs. — Tumeur du sein, *guérie* par MM. A. Dubois, Boyer et Guersant père. . 54

37me Obs. — Tumeur du sein, *guérie* par M. Vauthier. 55

38me Obs. — Tumeur du sein, *guérie* par Petit-Radel. 57

39me Obs. — Tumeur du sein, *guérie* par Lemoine. 58

40me Obs. — Tumeur squirrheuse du sein, *guérie* par M. Tonnelé père, de Tours . 60

41me Obs. — Tumeur cancéreuse, *guérie* par M. Porte, de Pau. 62

42me Obs. — Engorgement considérable du sein et des glandes de l'aisselle, *guéri* par Campardon 63

43me Obs. — Engorgement de la mamelle, *guéri* par Devillaine. 65

44me Obs. — Cancer occulte, *guéri* par Bénard, de la Fère 67

45me Obs. — Cancer ulcéré du sein, *guéri* par Vannier, de Bourges. 69

46me Obs. — Cancer ulcéré de la la mamelle, *guéri* par Descôtes fils. 70

47me Obs. — Cancer du sein par récidive, *guéri* par Porte. 71

48me Obs. — Cancer ulcéré de la mamelle, *guéri* par Rochard 73

49me Obs. — Tumeur du sein, *guérie* par Rigal, de Gaillac. 76

50me Obs. — Cancer *guéri* par Horace Garneri, de Turin. 78

51me Obs. — Tumeur du sein, *guérie* par gangrène. 79

52me Obs. — Engorgement cancéreux, *guéri* par Richerand. 80

53me Obs. — Cancer ulcéré de la mamelle *guéri* par M. Fristo 81

54me Obs. — Squirrhe considérable du sein, *détruit* par la gangrène, clinique de Dupuytren. 82

55me Obs. — Tumeur du sein, *guérie* par Van Mittag 84

56me Obs. — Tumeur du sein, *guérie* par le même. id.

57me Obs. — Tumeur du sein, *guérie* par le même. 85

58me Obs. — Tumeur du sein, *guérie* par le même. 86

59me Obs. — Cancer ulcéré du sein, *guéri* par le même. 87

60me Obs. — Engorgement du sein, *guéri* par Duvivier, de Rochefort. 88

61me Obs. — Tumeur du sein, *guérie* par Bridault, de la Rochelle. 89

62me Obs. — Engorgement du sein , *guéri* par le

même. 90

63me Obs. — Engorgement du sein, *guéri* par le même. 91

64me Obs. — Cancer ulcéré du sein, *guéri* par le même. 92

65me Obs. — Tumeur du sein, *guérie* par M. MARTEAU, d'Aumale 93

66me Obs. — Cancer de la mamelle, *guéri* par LAMBERGEN 96

67me Obs. — Cancer ulcéré, *guéri* par AMOREUX, de Beaucaire. 97

68me Obs. — Cancer de la mamelle, *guéri* par VANDER BLOCK de Bruxelles, . . . 99

69me Obs. — Cancer du sein, *guéri* par MARTINET, curé de Soulaines (Aube). 101

70me Obs. — Cancer du sein, *guéri* par le même. . 102

71me Obs. — Squirrhe du sein, *guéri* par le même. . 106

Description et divers degrés du cancer. 108

72me Obs. — Cancer du sein, *guéri* par TOURNON. . 110

73me Obs. — Cancer du sein, *guéri* par VERNEY, de Perpignan ; 111

74me Obs. — Tumeur du sein, *guérie* par PISSIER de Troyes. 112

75me Obs. — Tumeur du sein, *guérie* par le même. id.

Composition du remède de PISSIER . 113

76me Obs. — Cancer *guéri* par WŒLKER 114

77me Obs. — Cancer ulcéré du sein, *guéri* par DELONDRE. 115

Formule du sirop de *Vitalbe* 116

78me Obs. — Tumeur du sein, *guérie* par MAYER. 117

79me Obs. — Squirrhe de la glande mammaire , *guéri* par le Dr FRIESE DE GOLDAPP. . . 118

80me Obs. — Tumeur du sein, *guérie* par SCHWENCKE 119

81me Obs. — Tumeur du sein, *guérie* par le docteur DUPARCQUE. 120

82me Obs. — Engorgement de la mamelle, *guéri* par VAUTHIER 122

83me Obs. — Récidive de cancer, *guérie* par POUTEAU. 123

84me Obs. — Tumeur du sein, *guérie* par le même. 124

85me Obs. — Tumeur du sein, *guérie* par Dupré de Lisle. — Formule. 155

86me Obs. — Tumeur du sein, *guérie* par Rivière. 128

87me Obs. — Tumeur du sein, *guérie* par Dupré de Lisle (formule.) 129

88me Obs. — Cancer *cicatrisé* et tumeur *réduite* par le même 130

89me Obs. — Cancer *guéri* par Bouchereau. . . 132

Résumé des observations précédentes. 133

6 autres cas de tumeurs ou d'engorgemens du sein *guéris*. 135

6 autres cas de même nature *guéris*, cités par Robert. — 2 tumeurs scrotales *guéries*, citées par Fallot (de Namur). — 1 ulcère cancéreux de la lèvre *guéri*, cité par le même. — 2 sarcocèles *guéris radicalement*, cités par Puel. — 1 cancer ulcéré du sein *guéri*, cité par Puel fils. — 1 tumeur du testicule, *guérie* par Fearon. — 1 cancer du col de la matrice *guéri* par M. Baudelocque. — 1 cas de récidive du cancer du sein *guéri* par Didier. — 12 tumeurs et ulcères du sein ou de diverses parties du corps *guéris* par Younk. — 28 tumeurs du sein *rapportées* par M. Récamier. — 23 tumeurs du sein et de diverses parties du corps *guéries* par Storck. . . 136

4 tumeurs du sein *guéries* par Buissonnat. — 3 tumeurs de même nature *guéries* par Lemoine. — 1 ulcère cancéreux de la face *guéri* par le même. — 3 ulcères cancéreux des jambes, *guéris* par Rigal. — 1 cas d'engorgement cancéreux de la mamelle *guéri* par Vauthier. — 42 tumeurs ou ulcères cancéreux de diverses parties du corps, *guéris par la carotte* par Bridault. — 1 cancer de la joue *guéri* par Robert. — 1 cancer considérable du sein *guéri* par Collignon. 137

3 cas d'ulcères cancéreux *guéris*, cités par Alibert. — 3 autres cas de même nature de la face et du sein, *guéris* par Lombard (de Strasbourg). — 1 cas de cancer de l'aisselle *guéri* par Quesnay. — 3 autres cas de la face et des membres *guéris* par Vernet. — 1 cancer ulcéré de la mamelle *guéri* par le remède de Pissier. — 23 cas de cancers *guéris* par Richard Carmichael. — 1 squirrhe du sein *guéri* par M. Fridek. — 1 tumeur du sein

guérie, cité par DUPRÉ DE LISLE. — 1 cancer ulcéré, guéri par STEIDÉL. 138

1 autre cas de cancer, *guéri* par BARKER. — 1 tumeur du sein *guérie* par STRACK. — 2 cancers *gueris* par RIVIERE. — 1 cancer de la lèvre inférieure, cité par M. PRUS. — 1 cancer du rectum *guéri* par BOYER. — 2 carcinômes *guéris* par ALIBERT. — 1 cancer à la lèvre supérieure et de la langue, cité par ROBERT. — 1 cancer ulcéré du sein *guéri* par le même. . . . .

Récidive de cancer, *guérie* par l'eau froide. — *Observation.* 140

Diathèse cancéreuse, *guérie* par l'eau froide et l'antimoine. — *Observation.* 141

Tumeur du sein *améliorée* par la compression. — *Observation.* 142

Cancer du sein *amélioré* par la compression. *Observation.* 144

Tumeur du sein *opérée avec succès* après l'usage de la ciguë. — *Observation.* 145

Récidive du cancer, *guérie* par la ciguë. — *Observation.* . 146

3 cancers ulcérés du sein et du cou, *améliorés* par l'oxyphosphate de fer, cité par FUZET DUPOUGET. 148

Ulcère de la matrice *amélioré* par le même moyen cité par M. DUPARCQUE. 149

Cancer du sein, *traité avec avantage* par l'iode. — *Observation.* . . . . *id.*

Tumeur du sein, *améliorée* par le cuivre. — *Observation.* 151

Cancer ulcéré du sein, *amélioré* par le suc gastrique. — *Observation.* 152

Cancer ulcéré du sein, *amélioré* par le même moyen. — *Observation.* 154

Tumeur du sein, *améliorée* par le cautère. — *Observation.* 155

Fongus cancéreux du sein, *guéri* par l'onguent cataputia. — *Observation.* . . . . *id.*

Cancer de l'utérus, *guéri* par l'acide prussique. — *Observation.* 158

Récidive du cancer, *guérie* par divers moyens. — *Observation.* . . . . *id.*

Cancer ulcéré de la face, *guéri* par la liqueur de PEARSON. — *Observation.* 159

Cancer ulcéré de la face, *guéri* par les préparations d'or. —

Observation. 160
Cancer ulcéré, *traité avec succès* par la thérébenthine.—
    Observation. 161
Résumé des 3 catégories d'observations. 162
Cancer qui avait détruit la totalité du sein *amélioré.* — *Ob-* 164
    servation. — Cancer avec des végétations considérables
    amélioré. — *Observation.* 166
Cancer avec récidive, *réduit à l'aspect d'un vésica-*
    toire. 167

MOYENS DE TRAITEMENT.

Des Antiphlogistiques. — Saignées. — Sangsues. — Appli-
    cations émollientes. — Applications froides, — *Observa-*
    tions. — Régime. 171
De la Compression. — *Observations.* 181
De la Ciguë. — *Remarques.* 187
De la Gangrène. — *Réflexions.* 192
De la Baryte. 193
De la Carotte. 195
Du Sedum âcre. — *Remarques.* 197
De la Belladone. — Jusquiame. — Morelle. 199
De l'Ammoniaque. 200
Des Préparations ferrugineuses. — *Formules* . . . 201
Du Remède de Pissier. 204
Du Sirop de Vitalbe. . . . . id.
Des Préparations d'Iode. — *Réflexions.* 205
De la Digitale. 206
De la Métastase. — *Observations.* 207
De l'Arsénic. — *Opinions diverses.* 209
Du Mercure. 213
Du Cuivre. 215
De l'Or 216
Du Quinquina. 217
Du Suc gastrique. — Manière de l'obtenir. 218
De la Chair de lézard donnée avec succès. 220
Moyens divers. — Amers. — Purgatifs. — Altérans. — Sou-
    fre. — Cautères au bras — dans la plaie, — avant et après
    l'opération. — Lait de chèvres nourries avec la ciguë.

— Régime et évacuans. — Iode. — Huile de foie de morue. — Fondant de Rotrou. — Lessive de cendres. — Résines. — Emménagogues. . . . .

Des Emplâtres et des Onguens. 224

Des Incisions sous-cutanées. — *Observations*. 226

Des Pulvéro-topiques. — *Observations*. 234

STATISTIQUE sur la fréquence et les causes du cancer. . . 255

Dans le département de la Seine. — Sur la Mortalité — à *Paris* seulement, — Dans ses environs, — Selon les *âges*, selon les *organes* qui en ont été affectés. 254

A Berlin. — En Angleterre. 261

Fréquence des Cancers de *la matrice*. . . . . id.

Fréquence du Cancer dans l'*antiquité*, — en *Egypte*, — en *Afrique*, — en *Amérique*, — chez les *Arabes*, — aux *Antilles*. — Hypothèses sur les causes du cancer 265

Cancers sur les *animaux*, — les *herbivores*, — le *chien*, — le *chat*, — les *singes*, — les *chevaux*, — les *poules*, — les *pigeons*, — les *aigles*, — les *vautours*, — les *perroquets*, — les *ours blancs*. . . . . 269—272

Cancer avant la puberté. — Chez les *enfans* à 2 *ans*, — à 1 *an*; — des lèvres, à 4 *ans*; — du pylore à 5 *ans*; — de la parotide à 2 *ans*, — 19 *ans*, — 17 *ans*, — 15 *ans*; — de l'œil, à 8 *ans*, — à 3 *ans*; — du foie, à 7 et 8 *ans*; — de la rate, à 14 *ans*; — de la plèvre, à 15 *ans*. — Du testicule à 2 *ans*; — du cou, à 18 *ans*; — de la langue, à 22 *ans*; — du cerveau, à 21 *ans*; — du cœur, à 25 *ans*; — du sein, à 21 et 22 *ans*. . . . .

Chez les *femmes* et chez les *hommes*. 273

Chez les prostituées. 274

Chez les jeunes femmes à Paris plus qu'en province. . . 275

Résumé. 276

FIN DE LA TABLE.

9 782329 157085